ANFIYA NAZEER

SISTEMA DE SUPORTE AUTO-LIGÁVEL

ANFIYA NAZEER

SISTEMA DE SUPORTE AUTO-LIGÁVEL

LIBERTAR-SE DAS LIGADURAS

ScienciaScripts

Imprint

Any brand names and product names mentioned in this book are subject to trademark, brand or patent protection and are trademarks or registered trademarks of their respective holders. The use of brand names, product names, common names, trade names, product descriptions etc. even without a particular marking in this work is in no way to be construed to mean that such names may be regarded as unrestricted in respect of trademark and brand protection legislation and could thus be used by anyone.

Cover image: www.ingimage.com

This book is a translation from the original published under ISBN 978-3-659-55687-6.

Publisher:
Sciencia Scripts
is a trademark of
Dodo Books Indian Ocean Ltd. and OmniScriptum S.R.L publishing group

120 High Road, East Finchley, London, N2 9ED, United Kingdom
Str. Armeneasca 28/1, office 1, Chisinau MD-2012, Republic of Moldova, Europe
Printed at: see last page
ISBN: 978-620-8-33110-8

Copyright © ANFIYA NAZEER
Copyright © 2024 Dodo Books Indian Ocean Ltd. and OmniScriptum S.R.L publishing group

ÍNDICE

INTRODUÇÃO

Desde os primórdios da ortodontia, os clínicos têm produzido progressivamente modificações e aperfeiçoamentos para melhorar a aplicação de força dos aparelhos. Os principais avanços no último século incluem o desenvolvimento de aparelhos edgewise, técnicas de colagem direta e indireta do esmalte, aparelhos de fio reto pré-ajustados e aparelhos linguais totalmente personalizados. Nos últimos 10 anos, os aparelhos autoligáveis estão a aumentar a sua popularidade. Estes brackets foram desenvolvidos para ultrapassar as limitações das ligaduras de aço inoxidável e elastoméricas em termos de ergonomia, eficiência, deformação plástica, descoloração, acumulação de placa bacteriana e fricção.[1]

Um braquete autoligado é um sistema sem ligadura com um dispositivo mecânico incorporado para fechar a ranhura de bordo. O encaixe seguro pode ser produzido por um mecanismo de grampo incorporado que substitui a ligadura de aço inoxidável ou elastomérica. Foram fabricados braquetes autoligáveis activos e passivos, referindo-se à interação braquete/fio. O tipo ativo tem um clip de mola que pressiona contra o fio. No tipo passivo, o clip ou porta rígida não pressiona ativamente contra o fio. Os aparelhos autoligáveis activos podem permitir um melhor controlo de torque com fios de arco de tamanho inferior ao que se consegue com os aparelhos passivos.[2] No entanto, acredita-se que a resistência ao deslizamento seja menor nos aparelhos passivos, o que pode melhorar a capacidade de alinhamento desses sistemas. Os sistemas autoligáveis superam os braquetes convencionais na situação in-vitro, produzindo consideravelmente menos atrito dentro dos sistemas de aparelhos, mas esse efeito é menos acentuado in-vivo. Os dados clínicos que documentam a eficiência da correção rotacional e do fechamento de espaços com sistemas autoligáveis permanecem limitados. O uso de braquetes autoligáveis resulta em uma redução marginal no tempo de cadeira necessário para a manipulação do aparelho. Além disso, existem evidências limitadas e retrospectivas que apontam para a redução do tempo total de tratamento com menos consultas agendadas com o uso de sistemas autoligáveis.

Os braquetes autoligáveis foram introduzidos na ortodontia, numa primeira forma, há cerca de 9 décadas, como braquete de Russel lock edgewise por Stolzenberg em 1935[2] . Nas últimas quatro décadas, tem havido um aumento no fabrico e lançamento de aparelhos autoligáveis com modos de autoligação ativa ou passiva.[3]

O termo autoligado em ortodontia infere que o bracket ortodôntico tem a capacidade de se acoplar ao fio do arco. Os brackets autoligáveis (SL) têm um dispositivo mecânico incorporado no bracket para fechar a ranhura.

Existem duas categorias de suportes SL:

- Braquetes SL activos: em que um clip de mola pressiona ativamente o fio da arcada.
- Suportes SL passivos: em que o clip SL fecha a ranhura criando um tubo. Neste tipo, o clip não pressiona ativamente contra o fio.

A utilização de braquetes autoligáveis tem vindo a aumentar ao longo do tempo. Em 2002, 8,7% dos ortodontistas americanos utilizavam pelo menos um sistema autoligado; em 2008, esse número aumentou para 42%[4] . A redução do atrito com os braquetes autoligáveis é considerada uma grande vantagem em relação aos braquetes convencionais.

Afirma-se que o baixo atrito permite que a mecânica de deslizamento seja realizada no sentido mais verdadeiro, facilitando assim o alinhamento, aumentando os intervalos de consulta e possivelmente reduzindo o tempo total de tratamento .[5]

Além disso, com menos atrito, a ideia de que é necessária menos força para causar o movimento dentário levou à presunção de que os braquetes autoligáveis produzem um movimento dentário fisiologicamente mais harmonioso por não interromperem o fornecimento de sangue periodontal . [6]

Afirma-se que é possível gerar mais osso alveolar, maior quantidade de expansão lateral, menor proclinação dos dentes anteriores e menor necessidade de extracções com os brackets autoligáveis.

Outras vantagens do sistema de braquetes autoligáveis que têm sido destacadas são o encaixe mais seguro do fio da arcada completa, menos assistência do lado da cadeira e remoção e ligadura mais rápidas do fio da arcada, levando a uma redução do tempo de cadeira[5] .

Estudos retrospectivos de Ebertinget al.[7] e Harradine[8] encontraram uma redução significativa no tempo total de tratamento e menos visitas com braquetes autoligáveis.

No entanto, um grande estudo retrospetivo[9] todos os estudos prospectivos[9,10,20] não encontraram vantagens mensuráveis no tempo de tratamento ortodôntico, no número de visitas de tratamento e no tempo gasto no alinhamento inicial com braquetes autoligáveis em relação aos braquetes convencionais.

Estudos que investigaram as dimensões da arcada e a inclinação dos incisivos inferiores não mostraram diferenças significativas entre os dois grupos para as larguras inter-caninos e inter-molares[1,11] .

Uma das outras reivindicações em relação aos braquetes e arcos SL é a sua capacidade de produzir mudanças transversais dentárias posteriores. Damon (1998) afirma que, em casos de não-extração, a mecânica forçada por luz [sistema Damon] produz expansão posterior com os dentes e a forma do arco tomando o caminho de menor resistência. Poucos estudos avaliaram a expansão acima mencionada. Dois[12,11] de três estudos[12,21,11] que compararam a expansão com braquetes SL e com braquetes convencionais relataram um aumento significativamente maior na largura inter-molar com braquetes SL, enquanto um estudo[14] não relatou diferenças significativas. Os três estudos não registaram diferenças significativas entre as alterações das larguras inter-caninos. A largura inter-premolar, foi investigada apenas por Chimenti et al em 2009[15] e relatou que não houve diferença entre os dois grupos de tratamento. Vale ressaltar que todos esses estudos foram realizados utilizando moldes dentários e tiveram diferentes critérios de inclusão para os sujeitos.

Para a expressão do torque, uma meta-análise indicou que os braquetes autoligáveis resultaram numa proclinação ligeiramente menor dos incisivosmandibulares (1,5 graus)[16] .

Assim, as evidências sobre as vantagens da autoligadura parecem ser mistas, e são necessários outros estudos bem conduzidos para avaliar as várias alegações feitas pelos proponentes da autoligadura.

Estudos[17,18] comparando a taxa de falha na eficiência do tratamento entre braquetes autoligáveis e convencionais têm mostrado resultados conflitantes. Pandis et al.[11] não encontraram diferença significativa entre os dois sistemas.

Damon afirma que, ao contrário dos braquetes SL activos, que dependem do seu clipe para criar a força que move os dentes, os braquetes SL passivos dependem da flexibilidade do fio do arco de Cobre-Níquel Titânio (Cu-NiTi). De acordo com Damon (1998)[6] , ao contrário dos braquetes ortodônticos convencionais, a interface braquete-fio Damon (fricção reduzida em todas as fases do tratamento) e as configurações de binário variável incorporadas no braquete tiram partido das forças da bochecha, da língua e do periodonto para mover os dentes para a posição desejada. Esta adaptação transversal dentoalveolar ocorre no início do tratamento com pequenos arcos redondos. Portanto, um equilíbrio de todos esses tecidos e forças estabelecerá a posição dos dentes e a forma da arcada.

De acordo com Nigel Harrdaine[20] existem duas razões potenciais para que a autoligadura passiva possa reduzir a percentagem de casos de extração. A primeira resulta da combinação de um controlo seguro do fio da arcada e de uma menor resistência ao deslizamento. É uma hipótese defensável que esta combinação facilitaria o alinhamento dos dentes com menos necessidade do espaço adjacente que é proporcionado pelas extracções. A segunda é atribuída ao facto de os aparelhos facilitarem biomecanicamente a alteração do planeamento da extração, ou seja, um aparelho pode facilitar mecanicamente a não extração.

A segunda razão proposta para uma potencial redução nas extrações é a sugestão de que essa resistência reduzida ao deslizamento altera a distribuição de forças em torno de uma arcada, de tal forma que produz um padrão qualitativamente diferente de alinhamento dentário. Especificamente, foi proposto que uma resistência reduzida ao deslizamento pode reduzir a proclinação indesejável dos incisivos em algumas situações e, portanto, diminuir a taxa de extração.

HISTÓRIA

Durante muitos séculos, em muitas regiões e culturas do mundo, foram feitas tentativas para corrigir as más oclusões causadas por dentes desalinhados, discrepâncias esqueléticas dos maxilares ou uma combinação dos dois. A dinastia dos Habsburgos, por exemplo - uma das famílias reinantes mais poderosas da Europa - moldou politicamente a Europa, mas havia uma coisa contra a qual, apesar de toda a sua riqueza e influência, eram impotentes: os Habsburgos do sexo masculino, independentemente de terem sido coroados ou não, não conseguiam ultrapassar a sua má oclusão de classe III. Ao longo da história da medicina dentária, a profissão estava bem ciente das más oclusões e procurou formas de as tratar. Pierre Fauchard, por exemplo, dedicou um capítulo inteiro do seu manual de 1728 - o primeiro manual de medicina dentária alguma vez escrito - à correção das más oclusões.

O texto de Fauchard é a primeira descrição na literatura sobre o uso de aparelhos fixos. O aparelho fixo que ele descreveu era bastante simples para os padrões actuais e consistia em bandas de ouro e laços de seda ou fios de metal que eram fixados a um dente desalinhado e aos dentes vizinhos .[27]

Muitos outros autores descreveram desde então um grande número de aparelhos fixos que utilizavam bandas. Outros aparelhos, com desenhos e acessórios muito variados, como cunhas de madeira, ligaduras especiais, bem como "tampas" ou coroas, também foram utilizados para tratar dentes mal alinhados. Aperfeiçoando ainda mais a mecânica de tratamento, alguns ortodontistas também utilizaram desenvolvimentos que foram originalmente descritos por engenheiros; Carabelli (1842) desenvolveu uma série de aparelhos desta forma. Ele também é conhecido como o primeiro ortodontista que não colocava aparelhos diretamente no paciente, mas utilizava modelos de gesso de aparelhos fixos, o que lhe permitia fabricar os aparelhos fixos em laboratório.

Enquanto a maioria dos aparelhos acima mencionados eram apenas adequados para tratar más oclusões específicas, Edward H. Angle foi o primeiro ortodontista a desenvolver um aparelho fixo "padronizado". Angle não só estabeleceu a ortodontia como a primeira especialidade dentária, mas também desenvolveu e categorizou as más oclusões e a sua classificação ainda é utilizada atualmente. Os aparelhos que desenvolveu destinavam-se a tratar os tipos de má oclusão que identificou. O arco de expansão (E-arch, 1887) consistia numa banda que era activada com um parafuso e um arco com uma extremidade roscada, que era encaixado num tubo e apertado com uma porca. A arcada propriamente dita era depois ligada por ligaduras a cada um dos dentes, de modo a alinhá-los.

Em 1910, Angle desenvolveu o aparelho 'pin-and-tube', no qual pequenos pinos eram soldados à arcada e depois inseridos em tubos verticais. O desenvolvimento posterior do aparelho utilizando bandas com ranhuras verticais, também conhecido como aparelho de arco de fita (Angle 1916), permitiu o controlo tridimensional do movimento dentário. Este foi o primeiro aparelho fixo que utilizava uma ranhura retangular num bracket, que era depois soldado a uma banda. O aparelho de arco de fita marcou o nascimento da ortodontia moderna; todos os aparelhos fixos actuais são derivados dele. Melhorias posteriores no conceito por Angle levaram à invenção do aparelho 'Edgewise' em 1928. Esse foi outro marco, pois uma mudança nas dimensões do fio (girando o fio na sua "borda") permitiu a expressão controlada do torque, da ponta e da rotação.

Todos os desenvolvimentos posteriores de aparelhos fixos copiaram estes primciros desenvolvimentos no desenho dos braquetes, levando eventualmente a desenhos contemporâneos de aparelhos fixos em termos de forma, tamanho e posição das ranhuras, número de ranhuras, contorno do braquete e sua base, bem como o mecanismo para ligar o fio ao braquete. Os avanços na fabricação de braquetes foram outro fator (muitas vezes subestimado) envolvido em novos desenvolvimentos. Com a invenção da moldagem por injeção de metal, tornou-se possível produzir formas muito complexas de braquetes com um nível de precisão extremamente elevado e em grandes quantidades, facilitando a incorporação de valores precisos de torque, ponta e angulação no braquete. Além disso, a técnica de fabrico permite um design de bracket mais pequeno e mais plano.

Nas últimas quatro décadas, vários tipos de brackets evoluíram com diferentes caraterísticas incorporadas prescritas por Andrews, Roth, Burstone, Ricketts, Alexander, Bennet e McLaughlin. Os brackets foram também introduzidos em diferentes materiais, como aço inoxidável, crómio-cobalto, titânio, cerâmica, cerâmica com ranhuras metálicas e policarbonato.

Estes diferentes brackets tinham as suas próprias limitações. Em geral, elas podem ser resumidas como aumento do tempo de tratamento devido ao aumento do atrito entre o braquete e o fio do arco, aumento do tempo de cadeira e aumento da demanda de ancoragem. Verificou-se que os braquetes convencionais causam lacerações nos tecidos moles devido às extremidades afiadas dos braquetes, bem como devido às extremidades dobradas das ligaduras. Existe a possibilidade de deglutição e quebra dos módulos. O aumento da largura mesiodistal dos braquetes diminui a distância interbraquetes, o que cria dificuldades no controlo dos movimentos tridimensionais dos dentes.

Uma mudança revolucionária na história dos braquetes foi a introdução dos braquetes autoligáveis. O conceito de brackets autoligáveis não é novo, com os primeiros desenhos a remontarem à década de 1930, com a introdução do Attachment Russell, pelo Dr. Jacob Stolzenberg. Desde 1970, tem havido um esforço constante para aperfeiçoar os brackets autoligáveis e foram introduzidos vários brackets como Edgelok (Jim Wildman- 1971),[58] Mobil-Lock (Franz Sander- 1973),[45] SPEED System (Herbert Hanson1976),[50] Ativa (Erwin Pletcher-1986),[34] Time (Wolfgang Heiser-1995),[42] Damon SL (Dwight Damon-1996),[8,9,10] Twinlok (Jim Wildman-1998).[45] Damon System II (Dwight Damon-l999)[70] e In-Ovation (Michael C.Alpem-2008).[73]

DESENVOLVIMENTO DE SISTEMAS DE BRACKETS AUTOLIGÁVEIS

Por vezes pode parecer que os brackets autoligáveis (SL) são uma invenção recente. Não é o caso. As primeiras experiências com brackets que fixavam o fio na ranhura datam da década de 1930. A era dos braquetes SL modernos começou com os Speed Brackets por volta de 1980. Durante quase duas décadas, os braquetes SL ficaram em segundo plano. O número crescente de sistemas e conceitos dos últimos anos é difícil de explicar. O crescimento explosivo da popularidade tornou-se bastante descontrolado e este livro tentará, por assim dizer, limpar a vegetação rasteira.

Existem essencialmente dois tipos principais de braquetes autoligáveis, dependendo do desenho do mecanismo de travamento, das dimensões do slot e das dimensões dos fios: braquetes ativos e braquetes passivos. Nos sistemas passivos (tais como o Sistema Damon, Ormco Corporation, Orange, Califórnia; e Discovery SL, Dentaurum Ltd., Ispringen, Alemanha), a ranhura é bloqueada ou fechada com um mecanismo de bloqueio rígido. Uma vez encaixado, o suporte é efetivamente transformado num tubo, permitindo idealmente que os arcos deslizem livremente dentro do tubo. Nos sistemas activos (tais como Quick, Forestadent Ltd., Pforzheim, Alemanha; e SPEED, Strite Industries, Cambridge, Ontário, Canadá), o mecanismo de bloqueio consiste geralmente num clip flexível mas resiliente que pode ativamente encaixar o fio na ranhura do bracket quando o fio atinge um determinado tamanho ou deflexão .[28]

Stolzenberg inventou o acessório Russell em 1935 e é um dos pioneiros dos braquetes autoligáveis[29,30,31] (Fig.1). Embora Boyd (1933) (Fig.2) e Ford (1933) (Fig.3) tenham desenvolvido anteriormente sistemas passivos, sem ligaduras, estes nunca foram amplamente utilizados[32] . Foram patenteados outros desenhos, mas apenas alguns deles acabaram por ficar disponíveis comercialmente.

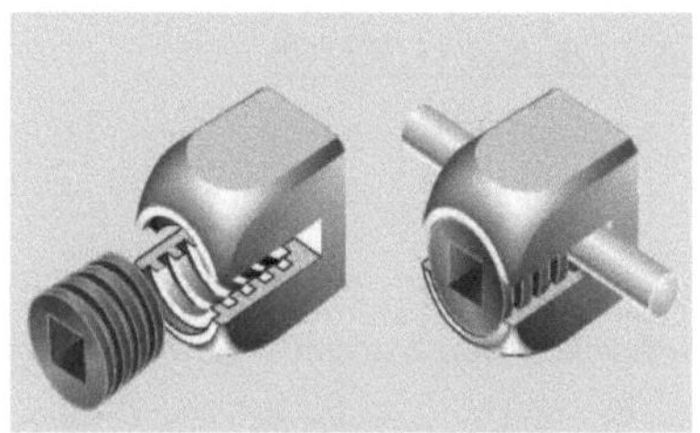
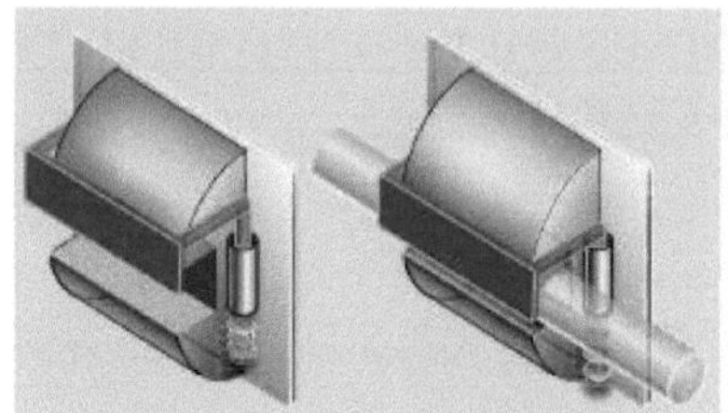

Fig. 1 Fixação Russell Fig.2 Suporte Boyd

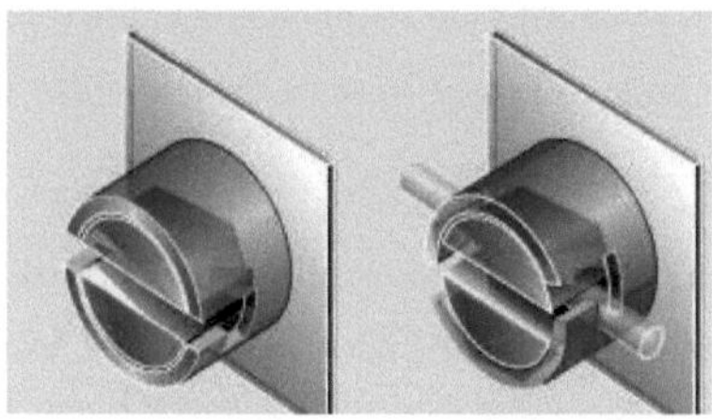
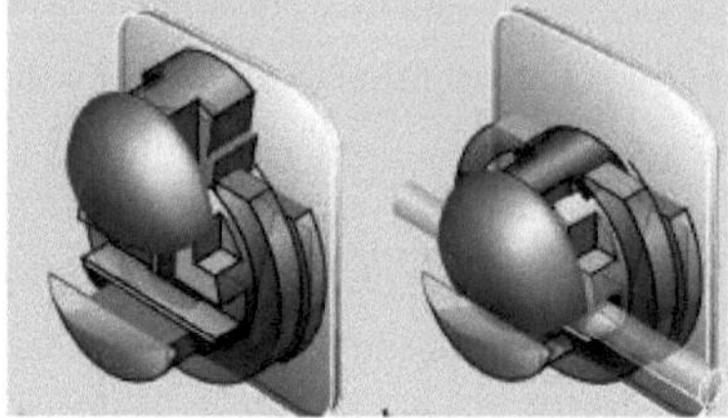

Fig.3 Suporte Ford Fig.4 Suporte do fecho do rebordo

Foi somente na década de 1970 que o interesse no desenvolvimento de braquetes autoligáveis ressurgiu. Em 1972, a Wildman introduziu o braquete passivo Edge Lock[32,30,33] (Fig.4) que, nas suas versões anteriores, tinha um corpo de braquete redondo e uma porta deslizante labial. Este foi o primeiro braquete autoligável a tornar-se amplamente disponível comercialmente, mas acabou por ser retirado de produção com o aparecimento de sistemas mais avançados.

Mais ou menos na mesma altura (1973), o bracket Mobil-Lock (fig.5) foi introduzido por Sander[34] . Este foi o primeiro braquete duplo autoligável que possuía um slot variável. Devido ao movimento excêntrico do sistema de travamento, o fio poderia ser travado firmemente no braquete ou, com o ajuste adequado, obter uma ligadura parcial, que foi projetada para permitir que o fio deslizasse livremente através do slot[35] . Todos esses sistemas eram passivos e nenhum deles ainda está em uso atualmente, pois foram substituídos por designs mais novos e melhorados.

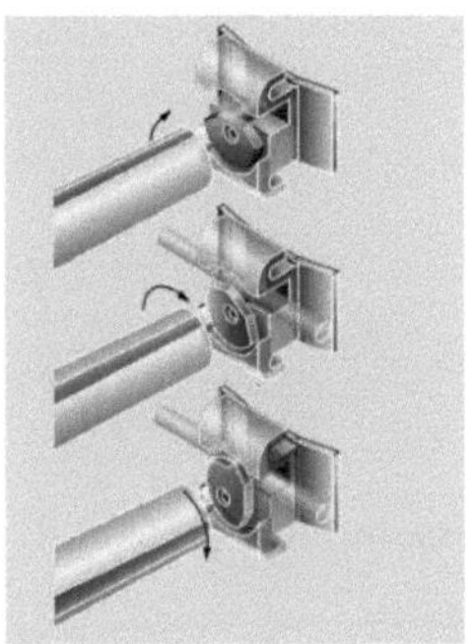

Fig.5 Suporte de bloqueio móvel

A década de 1980

Nos anos 80, Hanson desenvolveu uma abordagem completamente nova para a autoligadura: o braquete SPEED (Fig. 6). Este foi o primeiro braquete autoligado ativo. O mecanismo de bloqueio é formado por um clip flexível[29,30,36]. Este bracket continua a ser utilizado atualmente, mas sofreu modificações significativas durante os últimos 20 anos de experiência clínica. Como mencionado anteriormente, as alterações nas técnicas de fabrico de brackets tiveram um impacto significativo no desenho do bracket. Por exemplo, o mecanismo de bloqueio, a mola resiliente, tinha sido originalmente fabricado em aço inoxidável, mas foi recentemente substituído por níquel-titânio (NiTi).

Após a aceitação clínica e o sucesso comercial do braquete SPEED, outros sistemas autoligáveis foram desenvolvidos em rápida sucessão. Desde os anos 80, entraram no mercado vários designs diferentes de braquetes autoligáveis e a Plechtner introduziu o braquete Ativa em 1986[29,30] (Fig.7). Este sistema passivo consistia num mecanismo que girava à volta do corpo do bracket e bloqueava na direção oclusogengival; esta "porta" rotativa fecha e abre a ranhura.[32]

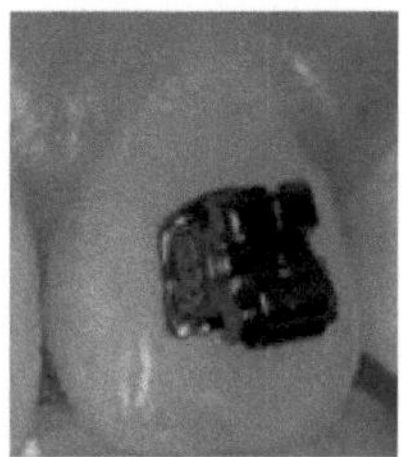
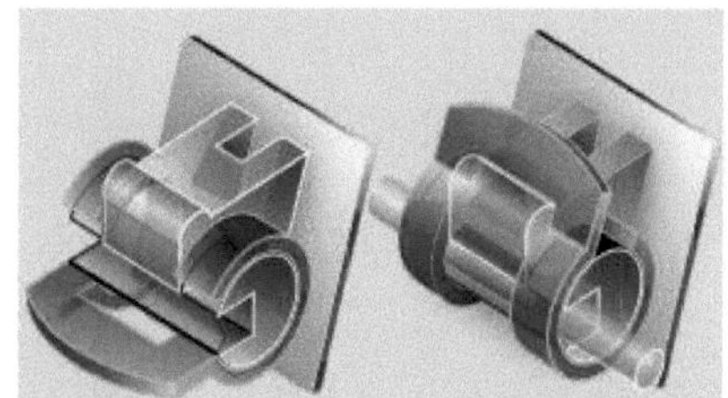

Fig.6 Suporte Speed Fig.7 Suporte Ativa

Os anos 90

Na década de 1990, a Heiser desenvolveu o braquete Time (Fig.8), que também é um sistema ativo[30] . Um movimento de articulação abre o mecanismo de bloqueio na direção da gengiva. O braquete Flair (Fig.9), que está disponível comercialmente desde 2005, é um desenvolvimento adicional do braquete Time. É significativamente mais pequeno do que o braquete Time e tem diferentes valores de in-out e um mecanismo de bloqueio melhorado.

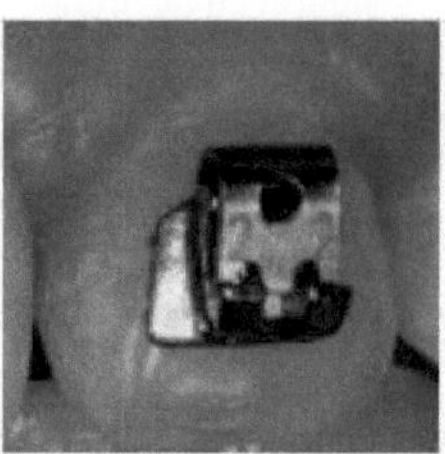
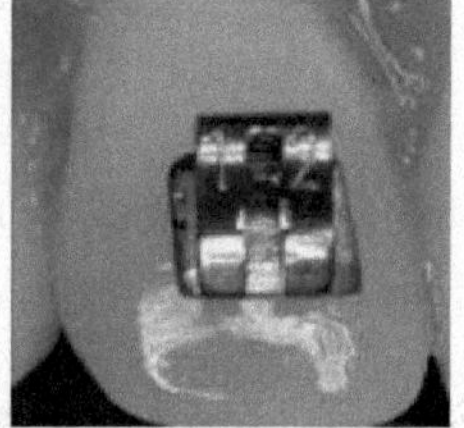

Fig.8 Esquadro de tempo Fig.9 Esquadro de flâmula

Wildman também continuou a desenvolver o suporte Edge Lock. Mantendo o conceito da porta deslizante vertical no lado vestibular, introduziu o suporte Twin Lock (Fig.10) em 1998. Neste braquete duplo, a porta plana e retangular situa-se entre as duas asas de suporte .[30]

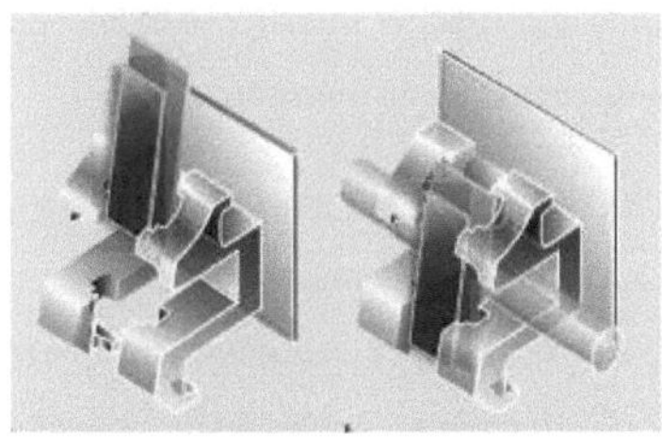

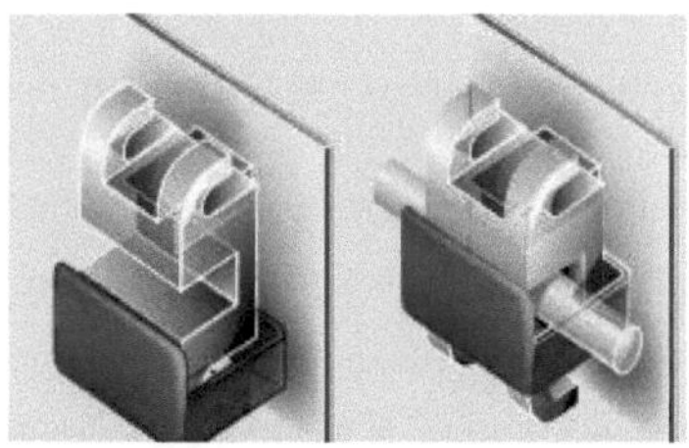

Fig.10 Suporte Twinlock Fig.11 Suporte Damon

Outro braquete autoligado com um mecanismo vertical foi desenvolvido por Dwight Damon e introduzido pela primeira vez em 1999. O braquete Damon 2 (Fig.11) foi desenvolvido mais tarde, utilizando um mecanismo de travamento diferente[29,30] . Tal como o suporte TwinLock, utiliza um mecanismo de porta deslizante retangular entre as asas do suporte. O sistema Damon foi comercializado com muito sucesso em combinação com uma filosofia de tratamento que se baseia principalmente numa abordagem sem extração. Os tamanhos, formas, dimensões e materiais específicos dos fios fazem parte do conceito. Para continuar a desenvolver e satisfazer a procura de um bracket autoligável estético, o bracket Damon 3 foi introduzido em 2004. O bracket consiste num material de base acrílico da cor do dente, mas o mecanismo de bloqueio permaneceu o mesmo.

Um híbrido entre um bracket duplo convencional e um bracket SPEED, conhecido como bracket In-Ovation, foi desenvolvido por Voudouris em 1997[29,30,37] . Um design melhorado está disponível desde 2002, comercializado como In-Ovation R. Uma versão estética deste sistema (In-Ovation C) foi introduzida em 2007 sob a forma de um bracket cerâmico, no qual o clip metálico foi produzido de forma a ter uma aparência mate e, assim, não refletir a luz tanto quanto uma superfície polida o faria.

O século XXI

O braquete Opal (Fig.12), comercializado como o "braquete mais confortável do mundo", foi introduzido pela Abels em 2004. Era totalmente feito de acrílico translúcido. No entanto, devido às suas propriedades mecânicas no que respeita à translação de forças, à resistência à abrasão, ao mecanismo de bloqueio, bem como à descoloração frequente, não correspondeu às elevadas expectativas que lhe foram criadas[38] . Todas as caraterísticas acima descritas devem-se à utilização do acrílico como material do bracket. Em 2007 foi introduzido um bracket metálico baseado no mesmo princípio, o Opal M (Fig.13), mas também desapareceu do mercado.

O design do suporte passivo SmartClip (2004) baseia-se numa abordagem completamente diferente da ligadura sem ligaduras. Ele não tem nenhuma trava ou porta móvel. O fio é mantido no lugar com dois clipes NiTi que são montados na parte externa das alças. A ligadura e a remoção dos fios são efectuadas através da deformação elástica dos clips. Este bracket também está disponível numa versão estética (Clarity SL) desde 2007. O corpo do bracket é em cerâmica, mas tem uma ranhura em aço inoxidável para reduzir a fricção. Também foi concebido com um ponto de linha de fratura pré-determinado para facilitar a descolagem. Em 2005, foi introduzido outro bracket duplo ativo autoligável, o Quick bracket. Uma versão esteticamente melhorada (QuicKlear) está disponível desde 2008.

O bracket Vision LP, um bracket duplo metálico relativamente pequeno, foi também introduzido em 2005. O clip NiTi é aberto com um movimento de rotação em direção à gengiva. Está disponível na Europa desde 2007.

Um mecanismo de bloqueio alternativo foi introduzido em 2008 no bracket Discovery SL. Este é um bracket metálico passivo no qual o mecanismo de bloqueio é articulado e aberto em direção à gengiva. O bracket é muito pequeno e comparativamente plano. Foi promovido como o mais pequeno braquete autoligável.

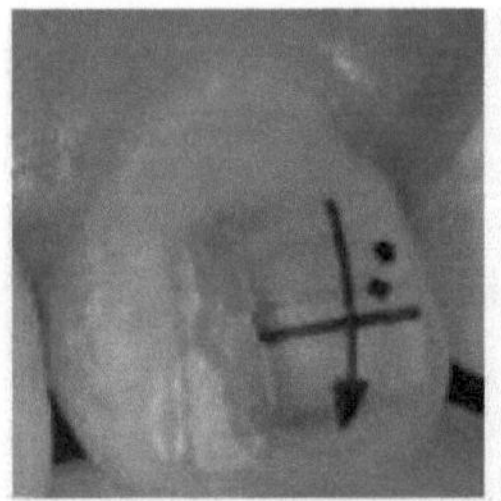

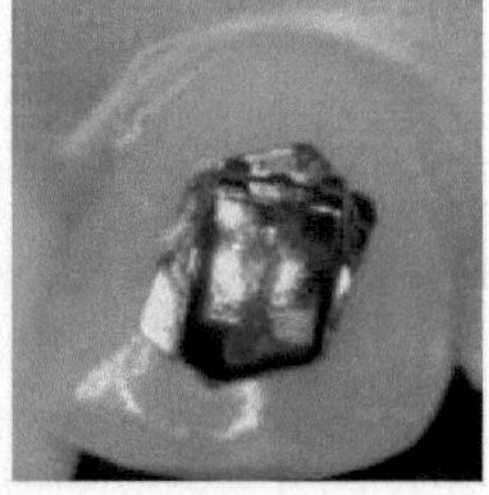

Fig.12 Suporte do Opala Fig.13 Suporte do Opala m

Mais de 25 tipos diferentes de braquetes autoligáveis foram desenvolvidos durante esses períodos .[34]

Braquetes autoligáveis desenvolvidos entre 1935 e 2020

Ano	Programador/empresa	Nome	Princípio de ligação	Conceção
1935	Stolzenberg	Russell	Passivo	Metal
1972	Wildman/Ormco	EdgeLok	Passivo	Metal
1973	Sander/Forestadent	Mobil-Lock	Passivo	Metal
1980	Indústrias Hanson/Strite	VELOCIDADE	Ativo	Metal
1986	Plechtner/A-Empresa	Ativa	Passivo	Metal
1994	Heiser/Adenta	Tempo	Ativo	Metal
1996	Damon/A-Empresa	Damião	Passivo	Metal
1997	Voudouris/GAC	In-Ovação	Ativo	Metal
1998	Wildman/Ormco	TwinLock	Passivo	Metal
1999	Damon/A-Empresa/Ormco	Damão 2	Passivo	Metal
2002	Voudouris/GAC	In-Ovação R	Ativo	Metal
2004	Abels/Ultradent	Opala	Passivo	Estética
2004	3 M Unitek	SmartClip	Passivo	Metal
2004	Damon/Ormco	Damão 3	Passivo	Estética
2005	Adenta	Flair	Ativo	Metal
2005	Forestadent	Rápido	Ativo	Metal
2005	Damon/Ormco	Damon 3MX	Passivo	Metal
2005	Ortodontia americana	Visão LP	Passivo	Metal
2007	Abels/Ultradent	Opala M	Passivo	Metal
2007	CAG	In-Ovação C	Ativo	Estética
2007	3 M Unitek	Claridade SL	Passivo	Estética
2008	Dentaurum	Discovery SL	Passivo	Metal

2008	Dentaurum	QuicKlear	Ativo	Estética
2008	Damon/Ormco	Damon Q	Passivo	Metal
2009	Damon/ Ormco	Damon Clear	Passivo	Estética
2014	Damon/ Ormco	Damon Clear 2	Passivo	Estética
2019	Damon/Ormco	Damon Q2	Passivo	Metal

CONCEPÇÃO DE SUPORTES

Os recentes avanços no tratamento com aparelhos fixos em Ortodontia baseiam-se numa combinação de conhecimentos aplicados e na utilização de materiais relacionados com esses conhecimentos. Para a autoligadura, o conhecimento aplicado consiste nas habilidades geralmente transferíveis envolvidas no diagnóstico e tratamento. O material consiste em braquetes, fios de arco e bandas, que são usados para o tratamento com aparelhos fixos convencionais. Todas as abordagens utilizadas no autoligamento são indicadas para o tratamento geral com aparelhos fixos convencionais. O tratamento com aparelhos fixos é mais fácil quando se utilizam técnicas de fio reto, e os elementos auxiliares são muitas vezes úteis. Os princípios básicos, no entanto, são os mesmos da ortodontia convencional, por exemplo, a colocação dos braquetes é de suma importância para um bom acabamento. Erros inadvertidos na colocação dos braquetes podem ser compensados pelo reposicionamento dos braquetes ou pelo uso de dobras de primeira, segunda ou terceira ordem. A autoligadura não confere nenhuma vantagem neste aspeto.

BRAQUETES AUTOLIGÁVEIS

Como os aparelhos fixos comuns, um braquete autoligável consiste de uma base de braquete e um corpo contendo ranhuras e asas de amarração. A diferença entre os braquetes convencionais e os autoligados está na forma como o fio do arco é encaixado na ranhura. Na autoligadura, o próprio braquete contém um clipe ou outro mecanismo, que é usado em vez de ligaduras elásticas ou metálicas.

Tal como os brackets convencionais, os brackets autoligáveis têm apenas uma função: são a junção entre o elemento gerador da força (fio ou auxiliar) e o dente, pelo que são apenas um meio para atingir um fim. O uso de braquetes autoligáveis deu origem a várias filosofias de tratamento, que se acredita oferecerem vantagens significativas em relação à ligadura comum. No entanto, é importante lembrar que o dente não está ciente de como a força está a ser aplicada sobre ele, quer seja por ligadura autoligada ou ligadura normal.

Vários desafios que se aplicam aos braquetes tradicionais também se aplicam aos braquetes autoligáveis: o ajuste da base do braquete ao dente, a precisão do encaixe do fio do arco, etc. Existem poucas diferenças entre a ligadura autoligada e a ligadura comum, pois o método de produção dos dois sistemas é idêntico. Dependendo de como os braquetes autoligáveis são fabricados, pode haver uma série de problemas técnicos com o mecanismo de travamento. Um braquete autoligável ideal deve ter as seguintes caraterísticas

- Curvatura anatomicamente adequada da base do bracket, incluindo retenção e rebaixamento

- Marcação dos eixos vertical e horizontal

- Um layout corretamente concebido para um bom posicionamento dos suportes

- O bracket deve ser identificável para cada dente individualmente (código de cores ou gravação a laser)

- Devem estar disponíveis ganchos para a aplicação de elásticos

- Dimensões exactas da ranhura (0,018 ou 0,022)

- Mecanismo autoligável robusto

- Anéis de fixação duplos para prender correntes elásticas ou módulos elásticos

- Ranhuras auxiliares adicionais

BASE DE SUPORTE

A base do braquete conecta o braquete ao dente e, portanto, deve ter elementos de retenção, tais como malha, rebaixos ou outras caraterísticas de retenção que permitam uma boa força de ligação. O adesivo entra nos rebaixos e permite a retenção mecânica, que deve ser resistente às forças mastigatórias quotidianas, por um lado, mas deve poder ser descolado sem danificar a superfície do esmalte, por outro.

Forma da base

Uma base ideal deve seguir a curvatura da superfície do respetivo dente para um bom ajuste. Isso deve permitir que o operador coloque o braquete firmemente na posição apropriada no dente sem balançar. Uma base mal ajustada pode resultar em torque, angulação e rotação imprecisos, uma vez que o fio de tamanho normal esteja completamente encaixado. Para produzir uma base de braquete de encaixe adequado, o fabricante precisa prestar atenção a uma série de factores como a curvatura oclusogengival e mesiodistal dos dentes.

As superfícies vestibulares dos dentes individuais mostram apenas variações anatómicas muito pequenas. Uma base de braquete anatomicamente pré-formada é ideal e irá encaixar bem na maioria dos casos. Uma base de encaixe exato tem de ter em conta a curvatura oclusal-gengival e também a curvatura mesiodistal da superfície do dente. Isto é um desafio do ponto de vista do fabrico, uma vez que a superfície do dente não é construída com uma curvatura uniforme e um raio único como um círculo, onde um bracket pode ser posicionado em qualquer parte da superfície com resultados igualmente bons. Uma superfície dentária tem muitos raios e curvaturas diferentes, dependendo da localização na superfície e isto aplica-se tanto à direção oclusal-gengival como à direção mesiodistal.

A importância da congruência entre a base do braquete e a superfície do dente é conhecida há muito tempo. Atualmente, a maioria dos fabricantes oferece braquetes com diferentes caraterísticas de superfície, com maior ou menor convergência. Estas convergências foram originalmente determinadas através da análise de secções transversais de dentes que foram cortados para medir a curvatura. Assim, só era possível obter um pequeno número de convergências por dente analisado; devido ao intenso trabalho envolvido, o tamanho da amostra por tipo de dente era geralmente pequeno. Apesar disso, os resultados dos estudos originais ainda hoje são frequentemente utilizados no fabrico de bases de brackets. Atualmente, são utilizadas reconstruções tridimensionais modernas das superfícies dos dentes em modelos computorizados e este método permite uma melhor correlação da base do bracket com a superfície real dos dentes, devido ao aumento do número de dentes que podem ser analisados e calculada a média. Alguns fabricantes utilizam esta técnica para projetar e construir as suas bases de braquetes e, por isso, afirmam produzir bases de braquetes mais ajustadas do que outros, mas é importante que a base de braquetes seja fabricada de forma a que os dados obtidos possam ser utilizados de forma significativa. Isto é mais provável de ser possível com a moldagem por injeção de metal (MIM) ou moldagem por injeção de cerâmica (CIM). Ambas as técnicas permitem que a forma individualizada e ajustada seja transferida quando o braquete é produzido. Alguns fabricantes de braquetes produzem uma base de braquete a partir de placas pré-fabricadas, que são depois dobradas na forma desejada. Num passo separado, esta base de suporte é depois ligada ao próprio suporte. Não é possível produzir as caraterísticas de superfície ideais que um suporte deve ter utilizando estas técnicas. Isto deve-se ao tamanho muito pequeno da base do suporte, à resistência à deformação pelo próprio metal e a problemas de fabrico com a aplicação de forças às pequenas superfícies.

Os erros de posicionamento também podem resultar da inclinação do braquete ou da migração do braquete entre o posicionamento e a polimerização. Isto pode levar a uma má orientação do slot e, por sua vez, a um movimento indesejado do dente.

Resistência da ligação

O adesivo ideal para braquetes ortodônticos deve ter duas propriedades principais: por um lado, deve assegurar uma força de ligação suficiente para ser capaz de suportar as tensões diárias da mastigação e manipulação. Por outro lado, deve também permitir a fácil remoção do bracket sem danificar o esmalte. Uma vez que estas duas propriedades são diametralmente opostas, os adesivos ortodônticos comprometem-se ao tentar fornecer uma força de ligação adequada para a maioria das situações clínicas - nem demasiado forte nem demasiado fraca.

A maioria dos estudos concorda que a resistência de união mínima necessária para o tratamento ortodôntico está na faixa de 8-10 MPa.[62,63] Falhas mais frequentes dos braquetes podem ser esperadas se os valores de resistência de união forem inferiores a este valor. Com valores de retenção acima de 20 MPa, há um maior risco de fratura do esmalte na descolagem.[63,64]

O braquete Opal (Ultradent) tinha uma resistência ao cisalhamento de apenas 4 MPa quando o adesivo sugerido pelo fabricante era utilizado (Fig. 14). Isto foi insuficiente para suportar as tensões e deformações do dia a dia. Outros brackets têm uma força de retenção de mais de 20 MPa, e estes valores são semelhantes aos usados em dentisteria de restauração. Os braquetes que produzem valores de retenção dessa ordem podem, portanto, representar um risco maior para a integridade do esmalte na descolagem.[65]

Como regra geral, o ponto fraco durante a descolagem desloca-se do braquete-adesivo (em valores mais baixos) para a interface adesivo-dente.[66,67,63]

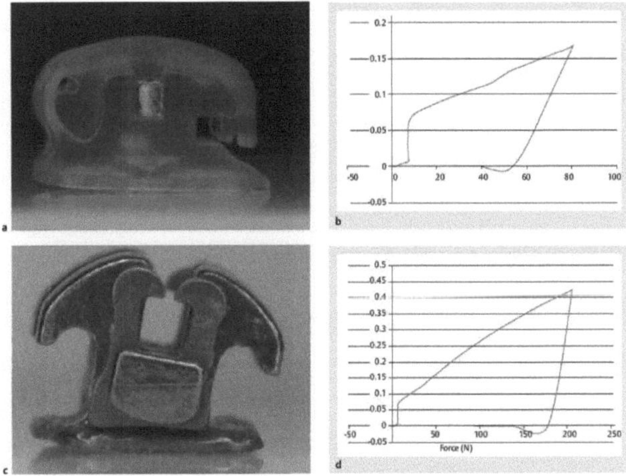

Fig.14 Resistência de ligação de um braquete Opal e Smart Clip submetidos à ensaio de cisalhamento em máquina de ensaio universal

Existe uma extensa literatura sobre a resistência ao cisalhamento de braquetes, mas é difícil comparar os diferentes estudos. Mesmo em estudos que usam braquetes e adesivos semelhantes, os resultados muitas vezes não são comparáveis, pois há muitas variáveis que não são padronizadas, como dentes diferentes (bovinos ou humanos), a espessura do adesivo, a direção e o tipo de aplicação de força (torção ou força de cisalhamento), e assim por diante.

A ligação entre a base do braquete e o adesivo pode ser obtida de várias maneiras. No caso dos brackets metálicos, é normalmente a malha, a gravação a laser ou outros elementos retentivos que proporcionam os rebaixos necessários para a retenção mecânica. Para além disso, no caso dos brackets cerâmicos, a retenção química é normalmente conseguida através do acoplamento de silano. Geralmente, a base do bracket deve vir com um padrão de retenção que permite que o adesivo assente nos rebaixos, criando uma ligação mecânica apertada entre a base do bracket e o dente. Com a moldagem por injeção de metal, podem ser criadas várias bases de brackets desta forma, algumas melhores do que outras (Fig. 15).

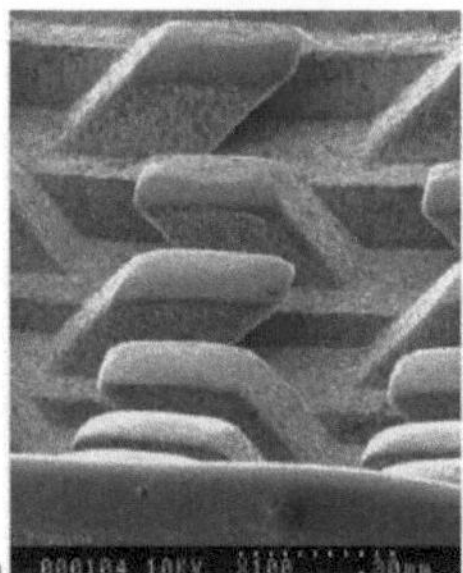

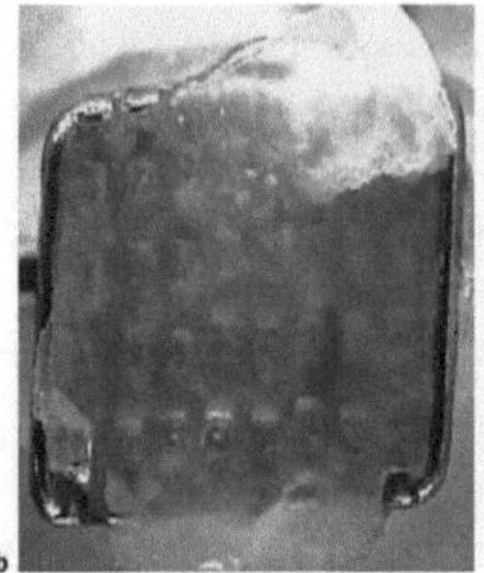

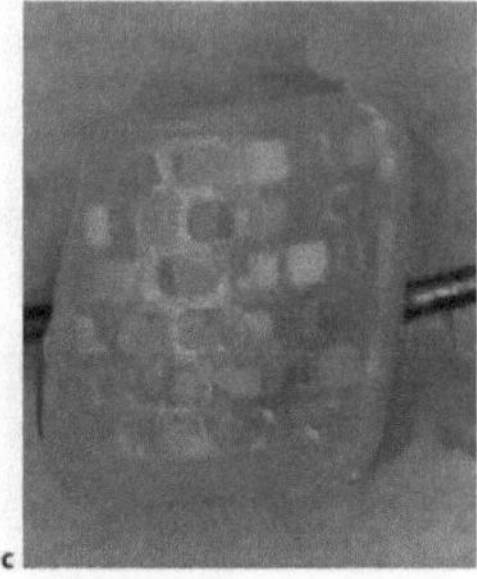

Fig.15 A base de encaixe patenteada de um bracket Quick SL (a, b) comparada com a base de um bracket QuicKlear em cerâmica (c). Os entalhes da base metálica do braquete levam a uma retenção segura do adesivo

A técnica de condicionamento ácido e a colagem de brackets com compósitos tem sido o padrão durante muitos anos. Uma tendência mais recente, utilizando primários autocondicionantes, melhora o fluxo de trabalho e a eficiência do tempo em até 60%, como afirmam alguns fabricantes. Ter menos passos no processo significa menos erros potenciais durante o condicionamento do esmalte, o que deverá melhorar o resultado do tratamento (Fig. 16). Os primários autocondicionantes contêm monómeros hidrofílicos ácidos, que condicionam a superfície dos dentes e, ao mesmo tempo, aplicam uma camada muito fina de compósito não preenchido (primer). Várias investigações mostraram que, embora nenhum dos primários autocondicionantes atualmente disponíveis atinja a mesma profundidade de ação que o ácido fosfórico a 35%, resultam resistências ao cisalhamento comparáveis.[68,69,70,71] No entanto, devido à reduzida profundidade de penetração, o ponto de fratura na descolagem está normalmente localizado na interface adesiva do esmalte, o que significa que é deixado menos resíduo de compósito na superfície do dente.[67,63] As vantagens dos primers autocondicionantes em ortodontia são a reduzida erosão da superfície que causam durante o condicionamento e a proximidade do esmalte do ponto de fratura na descolagem, factores que tornam este primário atrativo no contexto clínico[66,68]

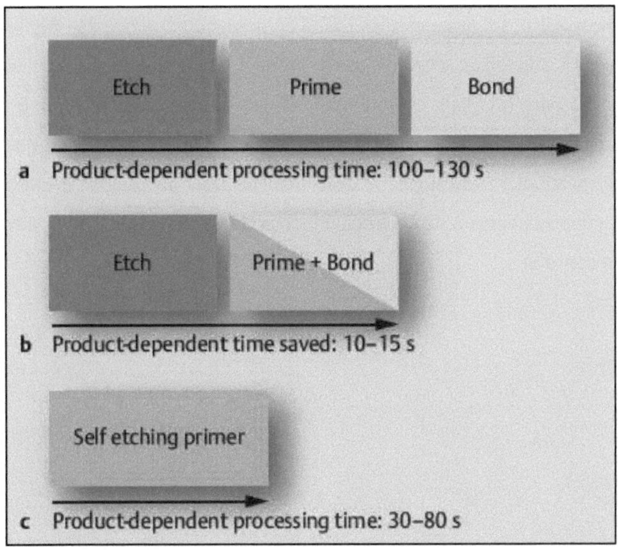

Fig.16 O fluxo de trabalho com um adesivo de múltiplos componentes em comparação com aplicações numa única etapa de primários autocondicionantes

CORPO DO SUPORTE

O corpo do braquete consiste nas asas de fixação e na ranhura do braquete, mas no caso dos braquetes autoligáveis, também aloja o mecanismo de ligadura. É, portanto, um desafio manter o tamanho total de um braquete autoligável pequeno, mas suficientemente forte para suportar as tensões diárias sem deformar. Dependendo das preferências do fabricante, as estruturas dos braquetes podem ser produzidas numa só peça ou podem ser montadas a partir de várias partes utilizando soldadura a laser ou soldadura. A última técnica de montagem de corpos de braquetes a partir de vários componentes pode levar à desmontagem espontânea durante o tratamento, e há uma maior tendência para o desenvolvimento de corrosão entre as peças. Pode também haver uma tendência para a acumulação de placa nas estruturas adjacentes.

Os corpos dos braquetes autoligáveis podem ser classificados em dois tipos: um com asas de ligação e outro com blocos. O primeiro é o clássico desenho duplo, e com autoligação é acompanhado por um mecanismo de bloqueio. As quatro asas de ligação permitem que módulos adicionais, tais como correntes elásticas, sejam fixados sobre o fio, se necessário. Os braquetes do grupo de desenho em bloco não permitem a fixação de elementos adicionais sobre o fio, e o corpo é simplesmente usado como mecanismo de retenção para o complexo autoligado (Fig. 17). No entanto, ainda é possível, com este desenho, usar fio elástico ou corrente, colocando-os sob o arco, o que, por sua vez, manterá os auxiliares no lugar. A desvantagem desta abordagem é que a colocação e remoção dos auxiliares é relativamente incómoda, uma vez que requer a remoção do fio em cada consulta.

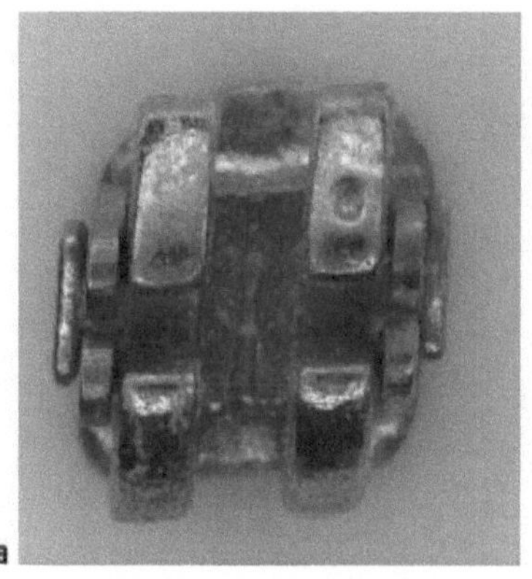

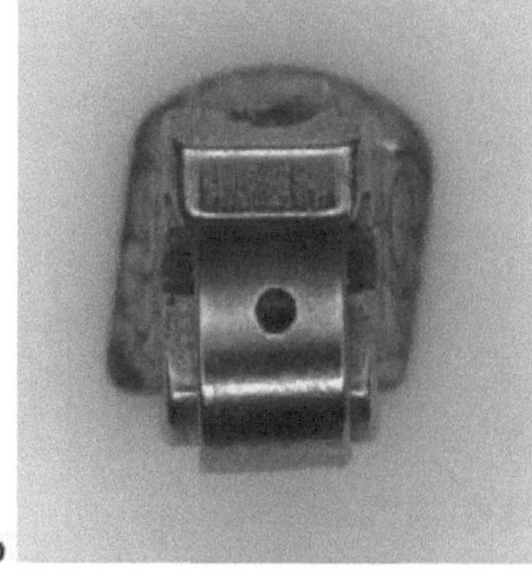

Fig.17 O suporte pode ser concebido num design clássico duplo com asas de suporte, como um suporte convencional (a, Smart Clip, 3 M Unitek), ou pode ser concebido como um bloco compacto (b, Speed, Strite Ltd).

Os marcadores coloridos ou a gravação a laser são normalmente utilizados para identificar o suporte e o posicionamento correto (Fig. 18). O código de cores é mais fácil e rápido de ler do que a gravação a laser, mas esta última dura mais tempo e é mais resistente ao desgaste. Estas marcações também são usadas com braquetes convencionais, mas com a maioria dos braquetes autoligáveis, tanto o eixo vertical como a ranhura horizontal do braquete são cobertos pelo mecanismo autoligável, tornando por vezes difícil identificar a posição ideal do braquete. Alguns fabricantes contrariam este facto acrescentando marcações horizontais e verticais adicionais nos seus brackets.

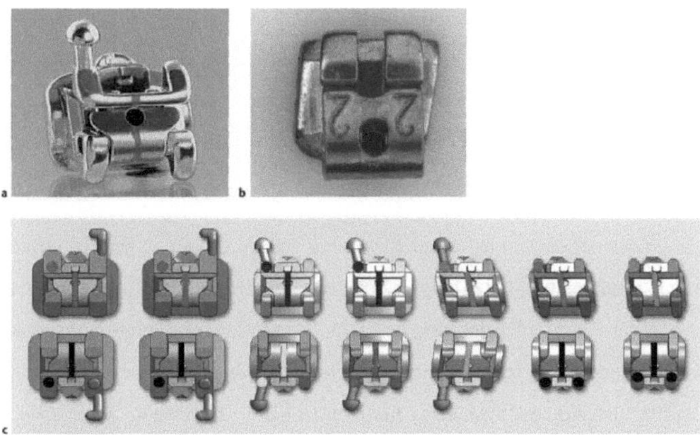

Fig. 18 Marcação do eixo longo (a, c) e do número do dente (b). As marcações pode ser aplicada de forma permanente com um laser (b) ou com um corante solúvel em água (c).

SLOT

Como nos braquetes convencionais, a ranhura do braquete é de extrema importância num braquete autoligável, especialmente com o fio reto usando um aparelho pré-ajustado. Ao desviar adequadamente o fio, o slot traduz a informação tridimensional da prescrição do braquete para o dente:

- Informação de primeira ordem: inserção, início, rotação

- Informação de segunda ordem: angulação

- Informação de terceira ordem: binário

Tal como nos brackets convencionais, a precisão e a inclinação da ranhura são factores importantes, uma vez que determinam a forma como a força é traduzida no dente e como o dente responderá em termos de movimento nos três planos espaciais. O tamanho da ranhura depende da técnica utilizada; pode ter 0,018 ou 0,022 polegadas de altura e tem sempre 0,028 polegadas de profundidade. No entanto, o processo de fabrico nunca é absolutamente preciso, e ocorrem variações em relação a este valor nominal. Na Alemanha, a tolerância permitida para as ranhuras dos suportes foi estabelecida pelo Instituto Alemão de Normalização (DIN 13971-2). Nos países que não possuem uma norma comparável, o grau de tolerância depende dos padrões de qualidade dos vários fabricantes. As propriedades adicionais da ranhura, como a qualidade da superfície, a adesão aos valores padrão e a configuração das aberturas da ranhura, são parâmetros importantes e podem variar muito entre fabricantes. O método mais preciso é a fresagem, seguido da técnica MIM. Os suportes que são fundidos têm a pior consistência dimensional.

Pequenas coisas podem muitas vezes fazer uma grande diferença para os clínicos, e um item que é frequentemente negligenciado é a configuração das aberturas do slot. Para evitar o entalhe e a fixação dos fios na ranhura do braquete durante a inserção, alguns fabricantes arredondam ligeiramente a ranhura do fio nos aspectos mesial e distal, criando uma abertura em forma de funil que facilita a inserção de fios de tamanho normal.

Atrito

O atrito (isto é, a resistência ao movimento livre proporcionado pelo fio no slot do braquete) deve ser idealmente reduzido durante o nivelamento e alinhamento, bem como durante a mecânica de deslizamento. Se o fio do arco for deformado substancialmente durante a fase inicial do tratamento, podem ocorrer entalhes. Nestes casos, o fio tipicamente assume um ponto de contacto dentro da ranhura do braquete em três locais - os cantos da ranhura de um lado, e a superfície da ranhura do outro (Fig. 19).

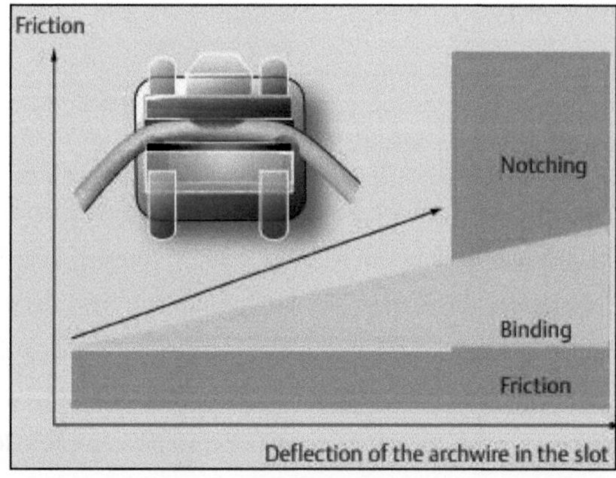

Fig.19 O fenómeno de atrito e entalhe. Mesmo um fio reto deslizando através do slot do braquete sofrerá algum atrito. O atrito aumenta se o fio for deformado (binding). Dependendo da severidade do

desalinhamento entre o fio e o braquete, o fio pode ser permanentemente deformado nos cantos do braquete (entalhe)

À medida que o fio deflectido tenta retomar a sua forma original, começa a prender-se na ranhura, o que aumenta a fricção. Se ocorrer uma grande quantidade de deflexão, a deformação do fio pode tornar-se permanente, especialmente nas bordas afiadas das extremidades mesial e distal do slot do braquete, onde o fio pode literalmente ficar entalhado. Nos extremos, a fricção pode tornar-se tão grande que o movimento do dente é praticamente interrompido. O atrito e o entalhe podem ser reduzidos utilizando um design sofisticado do slot). O arredondamento das extremidades mesial e distal da ranhura do braquete aumenta a quantidade de contacto entre o fio e a área de superfície da ranhura do braquete e, assim, reduz a ligação e elimina o risco de entalhe do fio.

Binário

O movimento dentário na direção vestibulo-lingual, a protrusão e a retrusão, bem como a extrusão e a intrusão de dentes individuais são aplicações que requerem controlo de torque. Os arcos de tamanho normal atingem a expressão máxima de torque. As principais diferenças entre as prescrições de braquetes residem nos valores de torque. Os braquetes que usam prescrições Roth ou MBT são amplamente usados (Fig.20).

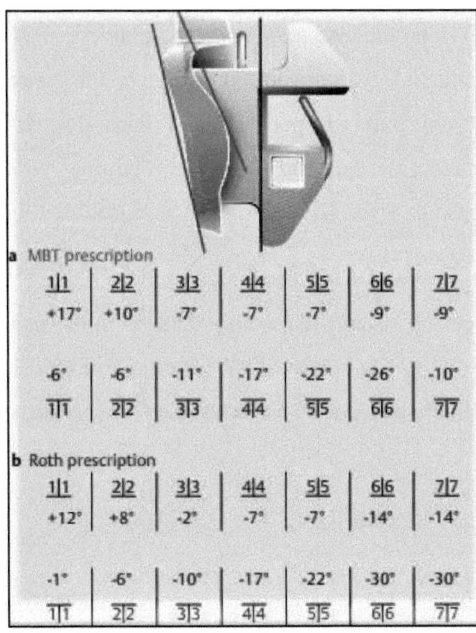

Fig.20 Prescrições de braquetes Roth e McLaughlin, Bennett e Trevisi (MBT)

Outras prescrições de braquetes foram introduzidas por vários profissionais, como Andrews, Rickets, Hilgers, Burstone, Hasund e Alexander. A expressão do binário total depende de uma série de factores, alguns dos quais podem ser controlados pelo operador e outros não. Quando todas estas variáveis são tidas em conta, torna-se questionável se os diferentes valores de binário nas várias prescrições têm uma importância clínica real, particularmente quando se considera que a perda de binário se deve muitas vezes a variações de:

- Qualidade das ranhuras

- Qualidade do fio de arco

- Dimensões da superfície do dente

- Posicionamento do suporte

Estas questões podem ser mais importantes do que a própria prescrição do braquete. Alguns fabricantes seguem a norma DIN 13971, que determina as tolerâncias das dimensões do slot e do fio.

Perda de binário (inclinação)

A norma DIN 13971 permite uma tolerância de ranhura de 0,04 mm; isto significa que a largura da ranhura pode variar entre 0,56 mm e 0,61 mm (equivalente a 0,022 polegadas e 0,024 polegadas, respetivamente). Para fios de arco rectangulares, é aceitável uma tolerância de 0,01 mm. Isso significa que mesmo quando os padrões aceitáveis são cumpridos, ainda há uma certa quantidade de folga entre o fio e o slot - também conhecida como "slop".

Por exemplo, os arcos do sistema de ranhura 0.022 com um tamanho de 0.016 × 0.022 não terão expressão de torque significativa. É necessário utilizar arcos que preencham completamente a ranhura para que se possa obter uma expressão de binário útil (Fig. 21)

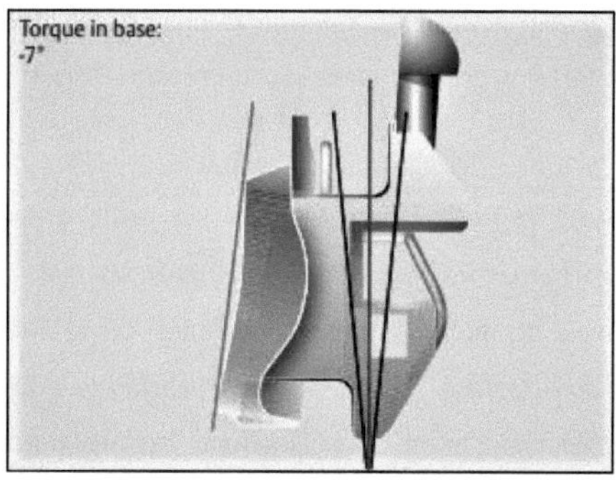

Fig.21 Binário e inclinação numa ranhura de 0,022.

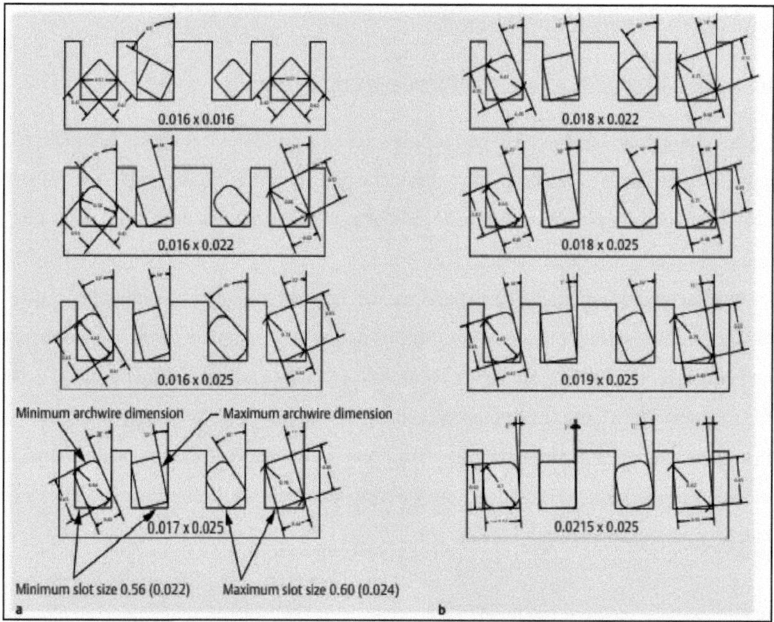

Fig.22 Perda de binário relativa às dimensões do fio em arco 0,016 × 0,016 a 0,021 × 0,025 numa ranhura 0,022. Apenas um fio retangular que preencha a ranhura pode expressar o binário máximo; um fio retangular de 0,021 × 0,025 tem 1° de liberdade.

Alguns arames de arco retangular disponíveis no mercado, por exemplo, mostram que as arestas são arredondadas em vários graus. A razão para este facto reside na produção dos arames. Na maior parte dos casos, os arames são "enrolados" até ganharem forma, utilizando a matéria-prima que tem uma secção transversal redonda. A introdução de arestas é tecnicamente difícil e dispendiosa. É por isso que alguns fios de arco disponíveis no mercado são "arredondados" e têm bordas mal definidas (Fig.22)

A norma DIN 13971 não permite uma definição precisa dos bordos (em ângulos rectos exactos), para minimizar a probabilidade de ferimentos. O raio mínimo permitido pela norma é de 0,03 mm.

No entanto, o torque expresso torna-se cada vez mais difícil com o aumento do arredondamento das bordas do fio do arco. Isto pode ser mais importante para alguns braquetes autoligáveis do que para outros. O SmartClip (3 M Unitek), por exemplo, depende de fios com bordas arredondadas, conhecidos como fios híbridos, para tamanhos maiores de fios para fins de ligadura. Sem as bordas arredondadas, seria muito difícil encaixar fios retangulares maiores nos clipes bilaterais. A fraca expansão do torque pode, portanto, ser devida à engenharia do fio e aos problemas associados à transferência do torque para os dentes.

Erros de binário devido a posicionamento incorreto do suporte

Existe uma grande controvérsia na literatura sobre a posição ideal de um braquete num dente. Alguns autores utilizam uma distância fixa da borda incisal para determinar o local ideal para o posicionamento do braquete. Outros autores recomendam o que é conhecido como colocação selectiva de brackets, o que significa que o posicionamento do bracket será modificado com base na má oclusão existente. O objetivo é que a colocação seletiva dos braquetes na direção oclusal ou gengival possa ser usada para melhorar a biomecânica e ajudar na abertura ou fechamento da mordida durante a fase de nivelamento. Como mencionado acima, os dentes não têm uma curvatura de superfície universalmente uniforme. Isto, em combinação com o posicionamento seletivo dos brackets, pode levar a uma variação significativa da expressão do torque em relação à prescrição pretendida (Fig. 23).

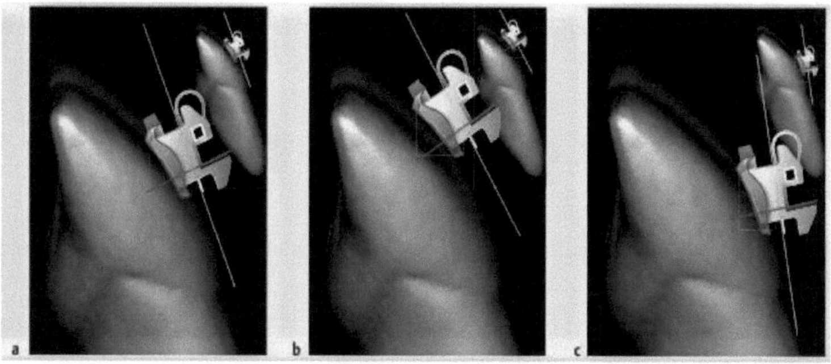

Fig.23 O efeito do posicionamento do braquete na orientação do slot. A literatura ortodôntica geralmente apresenta valores de 4,5 mm (± 0,5 mm) de distância entre o slot e a borda incisal. Se a posição do braquete for alterada em ± 1 mm, por exemplo, a orientação da fenda resultante será consideravelmente diferente. Isto terá um impacto substancial nos valores de torque expressos. a Posição centrada. b O braquete é movido 1 mm incisalmente. c O braquete é movido 1 mm gengivalmente.

<u>Erros de binário devido à variação da morfologia do dente</u>

A morfologia da superfície do dente desempenha um papel importante no posicionamento do braquete. Quanto mais arredondado for um dente e quanto menor for a congruência entre a base do braquete e o dente, mais frequentemente podem ocorrer problemas relativamente à consistência do posicionamento do braquete. Quando existe uma diferença significativa entre a curvatura da base do braquete e o dente, pode ocorrer o balanço do braquete no dente. Estas inconsistências terão de ser compensadas pelo adesivo, mas isto significa que o braquete pode não ser posicionado na posição pretendida, o que, por sua vez, pode ter um efeito significativo na expressão do torque (Fig. 23)

RANHURAS AUXILIARES

Alguns braquetes têm ranhuras adicionais à ranhura principal do fio do arco, conhecidas como ranhuras auxiliares (Fig. 24). Para que essas ranhuras sejam úteis, elas devem ter dimensões mínimas, como 0,016 × 0,016 (Quick SL, SPEED e In-Ovation R) ou 0,018 × 0,018 (Opal). As ranhuras adicionais permitem a utilização de um segundo sistema de força, que pode ser útil se a ranhura principal já estiver engatada (Fig. 2.22). Uma ranhura adicional é particularmente útil para:

- Derotação de dentes severamente rodados; pode ser utilizado um fio flexível muito fino para este efeito

- Alinhamento de dentes ectópicos ou severamente deslocados utilizando fios de arco "piggyback

- Evitar as forças reactivas durante as técnicas segmentares quando se utilizam molas auxiliares (ancoragem)

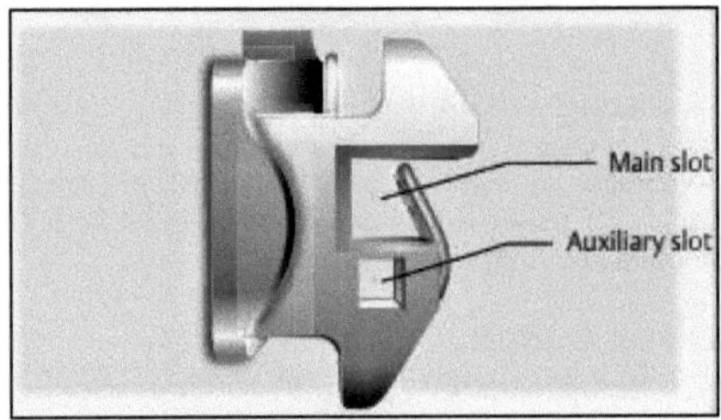

Fig.24 O suporte SL com uma ranhura auxiliar

CLIPS

Com as técnicas normais de ligadura, as ligaduras elastoméricas ou metálicas encaixam o fio na ranhura do bracket. Na autoligação, isto é conseguido pelo mecanismo de bloqueio. Estão disponíveis diversas variações. Alguns deslizam na direção vertical, e estes mecanismos de bloqueio podem ser rígidos (Damon) ou flexíveis (In-Ovation, Quick, SPEED, Time 2), ou seja, activos ou passivos. Uma abordagem diferente envolve "tampas", como as utilizadas nos sistemas Discovery SL e Opal. Outros métodos autoligáveis utilizam clips que são fixados nos lados do bracket duplo, como o SmartClip e o Clarity SL. Nenhum desses métodos de ligadura é superior em todos os aspectos, e há uma série de vantagens e desvantagens que se relacionam com a funcionalidade e a situação clínica individual. Geralmente, é bastante difícil atribuir suas vantagens e desvantagens a sistemas individuais, uma vez que várias das caraterísticas benéficas percebidas dependem das preferências do operador e não de uma avaliação científica das propriedades do sistema. No entanto, é importante lembrar que, para todos os sistemas de autoligadura, é o próprio mecanismo de travamento que é a parte sensível do braquete e que há uma curva de aprendizado associada ao uso bem-sucedido da autoligadura

As filosofias e a conceção utilizadas no mecanismo de bloqueio dividem os sistemas em duas categoriasprincipais - activos e passivos (Fig. 25).

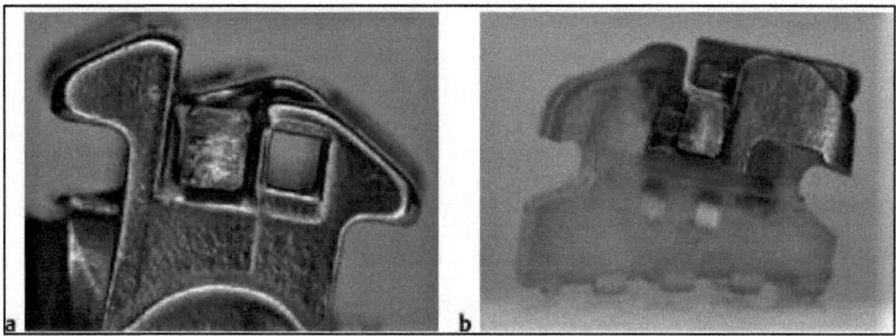

Fig.25 a Sistema ativo: os arcos com dimensões específicas são pressionados ativamente na ranhura do bracket por um clip. b Sistema passivo: a ranhura é coberta com uma tampa ou um slider, que é rígido e não exerce forças activas no arco.

Sistemas activos

O clip ativo é fabricado em cobalto-cromo ou níquel-titânio. Ele pode forçar o fio do arco para dentro da ranhura do braquete de uma forma semelhante a uma mola, o que já ocorre com clipes totalmente activos em tamanhos de fio relativamente pequenos. Alguns fabricantes comercializam os seus clips como semi-activos ou interactivos (Fig. 26). Nestes casos, o clip torna-se ativo apenas quando o fio da arcada atinge um determinado tamanho. Antes disso, não há contacto ativo entre o fio e o clip.

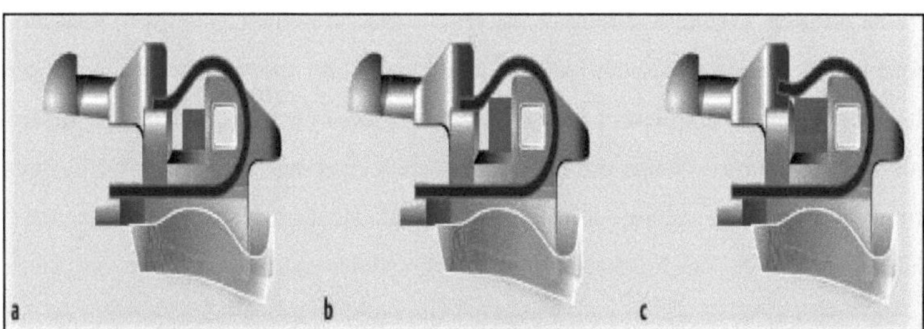

Fig.26 O princípio de funcionamento de um clip ativo durante a inserção de fios de arco de várias dimensões: 0,016 × 0,022 (a), 0,017 × 0,025 (b), e 0,021 × 0,025 (c). O clip só se torna ativo quando são utilizados fios de arco maiores e que preenchem a ranhura.

Sistemas passivos

Num sistema passivo, uma tampa rígida ou um mecanismo de bloqueio semelhante a um parafuso mantém a ranhura fechada. Isto transforma efetivamente o bracket num tubo. Nenhuma força ativa é exercida pelo mecanismo de bloqueio no próprio fio da arcada. A vantagem presumida dos sistemas passivos é a redução da resistência à fricção do fio da arcada, mas isto só foi demonstrado em testes in-vitro.[72] A desvantagem de um sistema passivo reside nas suas diferentes propriedades biomecânicas. Pensa-se que o grampo passivo tem propriedades desvantajosas que levam a um controlo inferior da rotação e do torque. Os fabricantes de sistemas passivos responderam a isto desenvolvendo tamanhos específicos de arcos para os sistemas passivos e tentaram melhorar o controlo de torque e rotação dos seus brackets com variações na secção transversal (por exemplo, 0.014 × 0.025).

ROTAÇÃO E FRICÇÃO

Rotação

É principalmente o tamanho mesial-distal da ranhura do fio do arco e a largura do mecanismo de bloqueio que afectam o controlo rotacional de um bracket. Quanto mais estreito for o braquete, menos eficiente será o controlo rotacional do dente. A distância entre as asas do tirante determina a eficiência das caraterísticas derotacionais de um braquete. Os braquetes sólidos ou de uma só asa são menos eficazes no controlo rotacional do que os braquetes com asas de amarração. O mesmo princípio se aplica aos braquetes autoligáveis. Clips estreitos fornecem menos suporte para o fio do arco e, portanto, levam a um menor controlo rotacional do dente. Este facto deve ser tido em conta na escolha de um bracket autoligável. Por outro lado, a vantagem dos brackets estreitos, para além da estética melhorada, é uma maior distância de trabalho do fio de arco, o que aumenta a sua eficiência. Um bracket estreito pode, portanto, ser vantajoso em casos com apinhamento severo.

Atrito

O atrito é um fator importante no movimento dos dentes. Cerca de metade das forças aplicadas aos dentes são perdidas devido à resistência ao atrito[73,74] . Uma das ideias originais por detrás da autoligadura era reduzir esta resistência à fricção, evitando completamente as ligaduras elastoméricas e de fio. Vários estudos, principalmente experimentais, investigaram as caraterísticas de fricção dos braquetes autoligáveis e compararam-nos com os braquetes convencionais. Os resultados variaram entre uma componente de fricção significativamente reduzida e um aumento de fricção exatamente oposto.[75,72,76] Não é possível tirar conclusões definitivas, devido à falta de padronização entre os testes e aos desenhos de estudo muito variados utilizados. Além disso, há dificuldades em transferir os resultados dos estudos in vitro para cenários clínicos, que são muito mais complexos.[77,78,79] Os dados que se seguem provêm de investigações que se baseiam em estudos in-vitro. Os braquetes autoligáveis foram testados numa investigação de três pontos. A resistência à fricção foi medida com um número de diferentes tamanhos de arcos. A seleção dos arcos foi determinada pela fase do tratamento (fios super elásticos começando em 0,012 para o nivelamento inicial até 0,018 × 0,025 para as últimas fases de nivelamento e torque inicial). O atrito resultante pode ser explicado pela interferência entre os seguintes componentes:

- Material utilizado para o fio de arco

- O método de ligação

- Tamanhos e dimensões das ranhuras

- Caraterísticas da superfície da ranhura[80]

Esta configuração não pode pretender simular completamente as caraterísticas intra-orais, e tem algumas fraquezas inerentes. No entanto, os dados obtidos dão uma indicação do potencial técnico dos braquetes autoligáveis em comparação com as técnicas convencionais e permitem uma comparação preliminar entre diferentes sistemas autoligáveis.

O possível desgaste do mecanismo de travamento, que ocorre após a abertura e fechamento repetidos durante as trocas de arcos, e também os desafios químicos que ocorrem na cavidade oral, também devem ser enfatizados.[81] Provavelmente, a causa mais comum de defeitos nos mecanismos de travamento é o aumento indevido da tensão colocada no mecanismo pelo operador; isso é, na maioria das vezes, causado por uma abertura inadequada do mecanismo autoligado. Foi efectuado um teste em braquetes autoligáveis, simulando a mastigação, a fim de obter uma indicação sobre se o mecanismo de bloqueio dos braquetes autoligáveis é mais suscetível de falhar devido à carga oclusal ou devido a técnicas de funcionamento inadequadas. Os brackets autoligáveis foram submetidos ao simulador de mastigação de Regensburg durante um milhão de ciclos, o que equivale a aproximadamente 4 anos de desgaste.[82] Não ocorreram fracturas durante esta utilização simulada. Foi utilizada uma análise de elementos finitos para simular as tensões e deformações causadas pela abertura e fecho repetidos dos mecanismos autoligáveis (Fig. 27). As variáveis incluídas no modelo foram a rigidez, a elasticidade, a resistência e a resiliência.

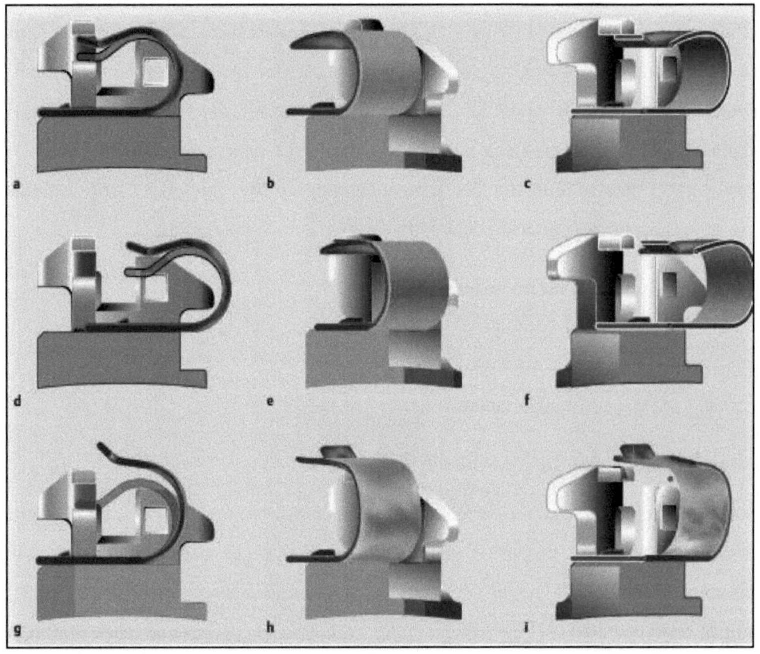

Fig. 27 Análise de modelação de elementos finitos, ilustrando as tensões e deformações nos clips autoligáveis na abertura. A cor verde mostra que a deformação está dentro da faixa elástica do grampo (a-f). As áreas a amarelo e vermelho mostram sobrecarga, com subsequente deformação plástica ou fratura (g-i). A sobrecarga foi causada pela abertura do grampo mais do que o previsto.

ARCHWIRES

Três ligas metálicas que são clinicamente relevantes como material de fio de arco são o níquel-titânio, a liga de titânio-molibdénio (TMA ou beta-titânio) e o aço inoxidável. Mais uma vez, não existe atualmente uma metodologia padronizada para estabelecer as propriedades elásticas destes materiais, e as afirmações dos fabricantes e a investigação subsequente sobre este tópico são, por isso, difíceis de comparar. A especificação n.º 32 da Associação Dentária Americana (ADA) defende a abordagem da viga apoiada unilateralmente, na qual um fio reto com um comprimento definido (1 polegada de acordo com a especificação n.º 32 da ADA) é deflectido até 90° e a força necessária ou o momento de flexão resultante é medido. Esta metodologia pode não ser a ideal, particularmente em relação às propriedades mecânicas dos fios feitos de nitinol (uma substância cujo nome deriva dos componentes da liga de níquel e titânio, NiTi, e da instituição que a desenvolveu, o Naval Ordinance Laboratory em White Oak, Maryland, EUA). É por isso que a abordagem da viga apoiada bilateralmente é preferida na engenharia. No entanto, mesmo neste caso, existem diversas variantes, nomeadamente para normalizar a fixação exacta dos fios no equipamento de ensaio. Um diagrama típico de força-deflexão é apresentado na Fig. 28.

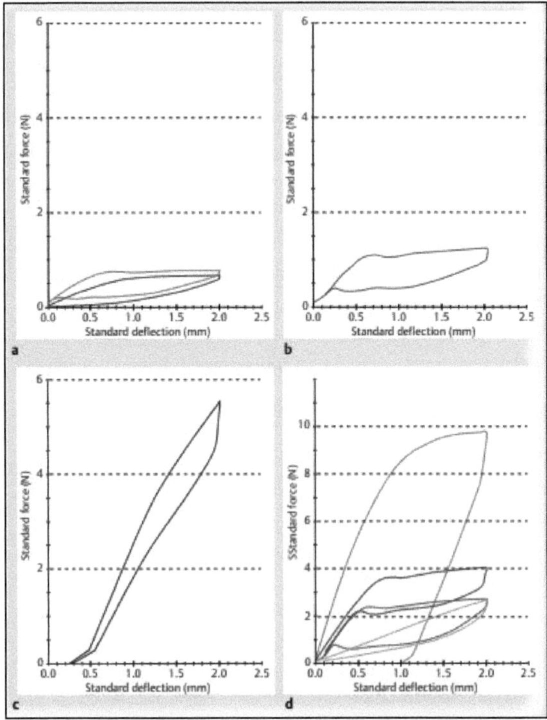

Fig.28 Diagramas típicos de força/deflexão para os seguintes fios. a 0,016 SE NiTi a 25°C e 37°C. b 0,016 × 0,016 SE. c 0,016 × 0,016 aço inoxidável. d Aço inoxidável, retangular SE nitinol, 0,016 × 0,022

Twist Flex, SE nitinol em comparação. Verde, aço inoxidável; vermelho, SE retangular; azul, Twist Flex; amarelo, SE NiTi

Os fios flexíveis feitos de ligas de níquel-titânio podem ter propriedades superelásticas e termoplásticas. A terminologia aplicada a essas propriedades não foi padronizada na literatura, e as informações dos fabricantes e os estudos de pesquisa podem, portanto, ser difíceis de interpretar para o clínico praticante. Geralmente, a termo elasticidade refere-se à propriedade do NiTi de mudar de fase com base na temperatura: a fase de martensite existe a temperaturas mais baixas e a fase de austenite a temperaturas mais elevadas. Um fio de arco que tenha sido deformado, dentro dos limites, na fase martensítica, retomará a sua forma original na fase austenítica. Isso é conhecido como o "efeito memória" do NiTi e, embora seja teoricamente muito útil, é difícil de implementar na prática num protocolo de tratamento ortodôntico, pois a transição para a fase austenita ocorre imediatamente após o fio entrar na cavidade oral mais quente.

A super elasticidade refere-se normalmente à propriedade que a liga apresenta na transição da fase de austenite para a fase de martensite quando é aplicada tensão ao fio, criando o que é conhecido como "martensite induzida por tensão" (TIM). Este estado não é estável e volta imediatamente à fase de austenite, e à forma original associada a essa fase, quando a tensão é libertada. O fenómeno ortodonticamente interessante que ocorre aqui não é apenas o facto de o fio retomar a sua forma original, mas também o facto de o fazer a níveis de força inferiores aos necessários para deformar o fio (histerese).

Na prática clínica, no entanto, observamos frequentemente que os fios de arco superelásticos sofrem deformação plástica, dependendo da qualidade e da composição da liga NiTi (Fig. 29)

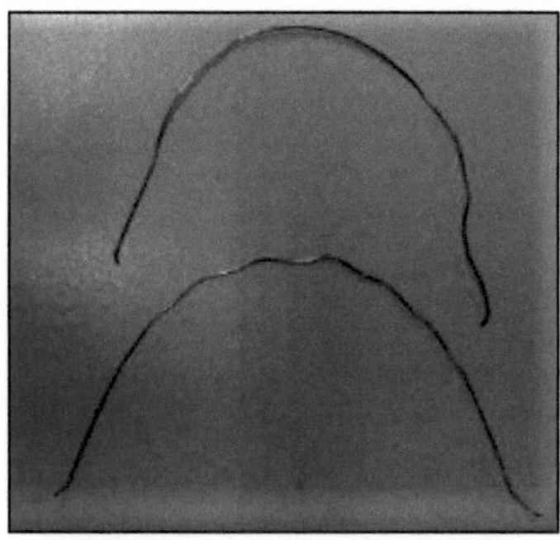

Fig.29 Os arcos superelásticos mostrados foram removidos após 6 semanas de ligadura porque o tratamento não progrediu como esperado. As arcadas sofreram deformação permanente e, consequentemente, não houve movimentação dentária

O atrito de um fio de arco no slot do braquete também é determinado pelas caraterísticas de sua superfície. Investigações microscópicas demonstraram as variações observadas na estrutura da superfície de diferentes fios de arco.

SEQUÊNCIA DE ARCOS

Uma das vantagens propostas para os sistemas autoligáveis reside no facto de reduzirem o atrito, pelo que, pelo menos numa base teórica, são necessários menos fios para nivelar e alinhar a arcada. Utilizamos principalmente os seguintes fios:

- 0,012 NiTi SE

- 0,016 NiTi SE

- 0,016 × 0,022 NiTi SE

- Opcional: 0.016/0.018 SS ou 0.016 × 0.022 TMA

- 0,018 × 0,020 NiTi SE

- Opcional: para fecho/abertura de espaços em função das necessidades de ancoragem/binário:

- 0,018 × 0,025 SS/0,019 × 0,025 SS

- 0,021 × 0,025 NiTi SE Bio finisher

Com as diferenças de platô mais pronunciadas entre a austenita e a martensita em ligas de alta qualidade, como SentalloyTM (GAC) ou HANTTM (3 M Unitek), é possível reduzir ainda mais o número total de fios de arco. Uma dentição moderadamente apinhada poderia, portanto, ser tratada com a seguinte sequência:

- 0,018 Sentalloy

- 0,018 × 0,025 Sentalloy

- 0,017 × 0,025 de aço inoxidável ou 0,019 × 0,025 de aço inoxidável.

FORMA DE ARCO E FLECHA

As formas de arcos pré-fabricados industrialmente só se adaptam a aproximadamente 80% dos pacientes tratados em termos de forma, largura e curvatura. No entanto, mesmo com arcos de forma idêntica, os resultados finais do tratamento podem ser completamente diferentes em termos de forma do arco de um paciente para outro.

A razão para a incapacidade de moldar as arcadas dentárias pode envolver factores relacionados com o paciente. As forças criadas pelo fio do arco, que são traduzidas para os dentes através do bracket, apenas determinam a direção do movimento. O resultado final varia consoante a qualidade e a quantidade de osso que envolve os dentes e o metabolismo do paciente.

Os arcos de aço inoxidável podem ser personalizados de acordo com as necessidades individuais do paciente, com dobras elaboradas utilizando alicates como o alicate hollow chop. Para arcos elásticos e particularmente super elásticos, pode ser utilizado o Sander Memory-Maker (com uma corrente eléctrica a percorrer os arcos para alterar a sua forma sem alterar as suas caraterísticas físicas). Se a forma da arcada do doente for muito diferente da arcada fornecida pelo fabricante, esta última pode ser ajustada de acordo com as necessidades do doente. Pode ser útil traçar a forma original da arcada numa folha de acetato e guardá-la na ficha do doente para futuros ajustes. Isto eliminará a necessidade de ter de apresentar moldes de gesso em todas as consultas. É possível imprimir uma vista oclusal à escala e marcá-la na ficha do doente quando são utilizados modelos digitais ou se foi efectuada uma tomografia computorizada de feixe cónico.

AUXILIARES

Os braquetes convencionais e os fios de arco nem sempre são capazes de alcançar todos os movimentos dentários desejados, pelo que os auxiliares são frequentemente necessários na prática clínica. As combinações modernas de braquetes e fios de arco permitem intervalos mais longos entre as consultas de revisão ortodôntica. O operador deve, portanto, estar ciente de que existem diferenças significativas na qualidade dos auxiliares. Os auxiliares são eficientes se puderem exercer uma força baixa sobre os dentes que se mantenha ativa durante um longo período de tempo. Os auxiliares também devem ser fáceis de ligar. Os auxiliares mais importantes em ortodontia são:

- Correntes elásticas

- Molas helicoidais de NiTi abertas ou fechadas

- Arcos segmentares

- Molas de correção

- Molas de intrusão e de nivelamento

- Jato espacial

- Molas de rotação ou cunhas de rotação

- Mini-implantes

ELÁSTICOS

As cadeias elásticas são o auxiliar mais comummente utilizado para o encerramento de espaços. É importante lembrar que o ambiente na cavidade oral (ou seja, com humidade, calor, tensão funcional e um ambiente químico abrasivo) levará a um declínio das propriedades elásticas muito rapidamente após a aplicação inicial.

MOLAS HELICOIDAIS NITI

A maioria das molas helicoidais actuais são feitas de uma liga de níquel-titânio. A vantagem do níquel titânio é a sua ação prolongada e o facto de ser menos afetado pelas condições intra-orais do que os elastómeros. O níquel-titânio é superior ao aço inoxidável, uma vez que fornece uma força consistente ao longo de um grande intervalo de ativação e mantém a sua ativação durante intervalos de tempo mais longos

Auxiliares adicionais, como a mola de verticalização Sander, o Space-Jet e outros dispositivos tradicionalmente utilizados na abordagem de arco segmentado, podem ser facilmente combinados com abordagens de tratamento contemporâneas para aumentar a eficiência do tratamento.

PROPRIEDADES DE UM SISTEMA DE LIGAÇÃO IDEAL

O conceito de que os braquetes são ligados através de anéis de ligação é tão prevalente que vale a pena considerar uma lista de propriedades ideais de qualquer sistema de ligação. Este exercício coloca em perspetiva qualquer avaliação dos benefícios e dificuldades dos actuais sistemas autoligáveis. A ligadura deve:[56]

- Ser seguro e robusto;

- Assegurar o encaixe total do fio do arco no bracket;

- Apresentam baixa fricção entre o bracket e o fio do arco;

- Ser rápido e fácil de utilizar;

- Permitir um atrito elevado quando desejado;

- Permitem a fixação fácil da corrente elástica;

- Contribuir para uma boa higiene oral;

- Ser confortável para o doente.

É instrutivo considerar o desempenho do fio convencional e das ligaduras elastoméricas em relação a estes requisitos.

Ligadura segura e robusta:

É altamente desejável que, uma vez ligado, o sistema seja muito resistente à perda inadvertida da ligação. As ligaduras de fio são boas neste aspeto, enquanto que as ligaduras de elastómero são inferiores, especialmente se forem deixadas durante muito tempo sem serem renovadas. A deterioração da força do elastómero foi bem documentada num estudo realizado por Taloumis & Smith em 1997.[51]

Engate total do suporte:

É uma grande vantagem se o fio do arco puder ser totalmente encaixado no slot do braquete e mantido lá com certeza. As ligaduras de fio não se esticam ao ponto de o encaixe, uma vez alcançado na ligadura, ser subsequentemente perdido, pelo que podem satisfazer este requisito. Os elastómeros são piores, uma vez que podem frequentemente exercer força insuficiente para encaixar completamente até mesmo um fio flexível e a degradação subsequente do seu desempenho elástico pode causar uma perda significativa do encaixe total à medida que o elastómero estica.[57,51] Os suportes duplos com a capacidade de "figura de 8" dos elastómeros são uma ajuda significativa a este respeito, mas não são certamente uma resposta completa.

Rápido e fácil de utilizar:

Este é o principal ponto fraco das ligaduras de arame e a principal razão para o enorme declínio da sua utilização. Maijer e Smith,[54] e Shivapuja e Berger[40] mostraram que a ligadura com fio é muito lenta em comparação com os elastómeros. Neste último estudo, o uso de ligaduras de fio acrescentou quase 12 minutos ao tempo necessário para remover e substituir dois fios de arco. Esta é a maior e mais compreensível razão pela qual tão poucas ligaduras de fio são usadas atualmente.

Baixo atrito:

As ligaduras de fio são melhores do que as elastoméricas; produzindo 30-50 por cento das forças de fricção elastoméricas num estudo representativo,[49] mas as forças ainda atingem níveis indesejáveis em relação aos que são ideais para o movimento dentário.[57] Além disso, a força normal ao arco produzida por uma ligadura de fio é provavelmente muito variável. Essa força também se mostrou mais variável para as ligaduras elastoméricas do que para a autoligadura passiva.[58, 48]

Talvez seja útil, neste momento, resumir o porquê de se considerar que baixos níveis de atrito melhoram o movimento dentário ortodôntico. A maioria dos movimentos dentários, com a maioria dos procedimentos mecânicos, envolve movimento relativo entre o fio e o braquete. Esses movimentos incluem nivelamento, alinhamento buco-lingual, rotação, correção de angulações, abertura de espaço e qualquer fechamento de espaço com mecânica de deslizamento. O atrito entre o braquete e o arco é uma força que deve ser superada antes que as forças de movimentação dentária pretendidas possam ter seu efeito e este movimento relativo entre o braquete e o arco possa ocorrer.[59] As forças de atrito decorrentes do método de ligadura são uma resistência adicional a esse movimento relativo.

Portanto, forças correspondentemente maiores devem ser aplicadas e isso tem dois efeitos potenciais relacionados que inibem a movimentação dentária. Primeiro, a força líquida efetiva é muito mais difícil de avaliar e é mais provável que seja indesejavelmente maior do que os níveis de força mais adequados para criar a resposta biológica ideal. Em segundo lugar, as forças de ligação são maiores tanto entre o braquete e o fio como também nos contactos entre dentes adjacentes irregulares. Essas forças de ligação também inibem o movimento relativo necessário.[52] Certos movimentos dentários, como o fechamento de espaço com alças de fechamento colocadas no espaço, expansão de um arco bem alinhado e mudanças de torque (inclinação) não são facilitados por um método de baixo atrito de ligadura de arco.

Fricção elevada:

Nalgumas circunstâncias, também é útil que o sistema de ligadura possa "prender" um dente ao fio para evitar movimentos indesejados desse dente ao longo do fio. Quando inicialmente colocado, um elastómero numa configuração em forma de "8" aumenta a fricção num fator de 70-220 por cento em comparação com a configuração em "O", o que satisfaz parcialmente este requisito.[60,42]

Fixação fácil da corrente elástica:

Os braquetes convencionais possuem asas de amarração, o que é muito conveniente para facilitar a fixação da corrente elástica. Alguns braquetes autoligáveis não possuem asas de amarração. Isto torna a fixação da corrente elástica e, se desejado, das ligaduras elastoméricas, inconveniente ou impossível. Os braquetes autoligáveis recentemente desenvolvidos possuem todos asas de amarração.

Assistência a uma boa higiene oral:

Os elastómeros acumulam mais placa bacteriana do que os fios e os elastómeros libertadores de flúor ainda não atingiram níveis de desempenho robustos e fiáveis como forma de compensação. As extremidades das ligaduras de fio são, no entanto, um obstáculo adicional à higiene oral. Existem algumas provas de que a utilização de ligaduras de fio reduz a hemorragia na sondagem do sulco gengival, quando comparada com ligaduras elastoméricas. No entanto, um estudo de microscopia eletrónica de varrimento[47] não encontrou diferenças nos morfotipos bacterianos quando se utilizaram ligaduras elastoméricas ou de aço. Esta última área requer mais investigação; no entanto, a evidência atual sugere que uma redução no desafio bacteriano através da ausência de ligaduras elastoméricas é uma hipótese razoável.

Confortável para o paciente:

Os elastómeros são bons neste aspeto, mas as ligaduras de fio requerem uma colocação cuidadosa das extremidades para evitar traumas nos tecidos moles e podem ocasionalmente deslocar-se entre consultas e causar desconforto.[45,61]

OS VÁRIOS SISTEMAS DE BRAQUETES AUTOLIGÁVEIS PRINCÍPIOS BÁSICOS

Atualmente, está disponível no mercado um grande número de diferentes sistemas de braquetes autoligáveis (SLB). As propriedades de um sistema individual dependem dos materiais utilizados para o braquete, bem como do mecanismo de ligadura. Normalmente, os SLBs são divididos em duas categorias principais: activos e passivos. Teoricamente, nenhuma força é exercida pelo próprio clip quando o fio é ligado num sistema passivo. No entanto, o clip nos sistemas activos é concebido para "pressionar" ativamente o fio na ranhura do bracket após o bloqueio do mecanismo. Alguns fabricantes subdividem adicionalmente os sistemas em mecanismos de bloqueio semi-activos ou interactivos. Nestes, os arcos não são ativamente forçados a entrar na ranhura até o fio atingir uma determinada dimensão. A vantagem proposta para os sistemas passivos reside na redução da fricção.[23,24] No entanto, até à data, uma redução real do atrito entre o fio e o braquete só foi confirmada em experiências in-vitro.[25] A alegada vantagem da redução do atrito nos sistemas passivos vem à custa de propriedades biomecânicas inferiores; a falta de ligação ativa reduz frequentemente o controlo rotacional e de torque nos SLBs passivos. Os fabricantes oferecem, por isso, diferentes sequências e dimensões de arcos para os sistemas: arcos rectangulares com dimensões reduzidas e elevada elasticidade, como um fio superelástico 0,014 × 0,025, são introduzidos logo no início do tratamento para preencher a ranhura o mais possível.[26] O objetivo é progredir rapidamente para arcos mais grossos, idealmente preenchendo completamente a ranhura no início do tratamento, de modo a que todos os valores pré-programados sejam transferidos para os dentes o mais rapidamente possível.

O SISTEMA DAMON

Os aparelhos autoligáveis Damon não são novos em termos conceptuais. Tendo sido pioneiro na década de 1930, o sistema passou por um renascimento nos últimos 30 anos com uma variedade de novos aparelhos sendo desenvolvidos. Tem sido reivindicada uma série de vantagens em relação aos sistemas de aparelhos convencionais, normalmente relacionadas com a redução da resistência à fricção.

As vantagens potenciais mais convincentes atribuídas aos brackets autoligáveis Damon são a redução do tempo total de tratamento e um menor desconforto subjetivo associado.

DAMON Q2

A ORMCO introduziu o sistema de braquetes de oitava geração denominado DAMON Q2 (fig.30) no ano de 2017. O novo sistema de brackets apresenta um controlo de rotação duas vezes superior, proporcionando aos clínicos a versatilidade necessária para ajudar a tratar eficazmente todos os casos com uma mecânica simplificada. O controlo superior do DQ2 permite uma maior fiabilidade, eficiência, previsibilidade e flexibilidade do tratamento.

A DQ2 fornece quatro paredes sólidas com uma ranhura de precisão refinada e 2 vezes o controlo de rotação para uma precisão óptima, previsibilidade e acabamento eficiente.

O DQ2 oferece uma ampla área sob a asa do tirante para melhor acomodar todas as correntes de alimentação, elásticos, ligaduras de aço e outros auxiliares para versatilidade do tratamento. Concebido para aumentar o conforto e a estética do doente, o sistema de brackets apresenta um perfil e tamanho reduzidos com cantos suaves e arredondados.

O DQ2 apresenta uma almofada em forma de losango e uma nova linha de traço vertical para orientar a colocação desejada do suporte. O novo gancho de encaixe DQ2 foi concebido para proporcionar uma maior resistência à flexão e durabilidade com os elásticos e auxiliares da Ormco. Além disso, o DQ2 fornece uma prescrição modificada para braquetes de torque padrão centrais e laterais superiores, projetados para fornecer acabamento previsível e tratamento eficiente.

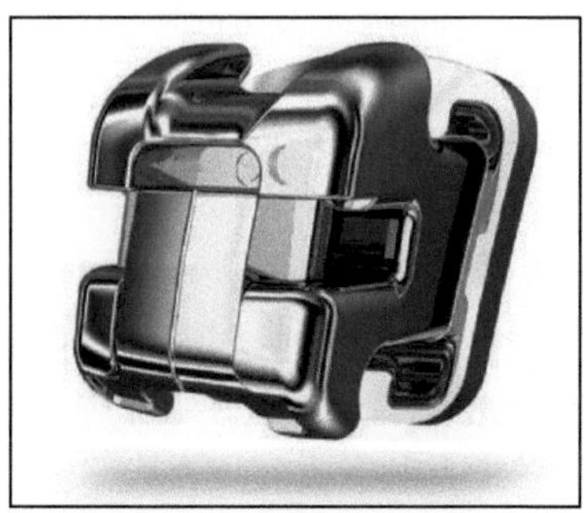

Fig. 30. Damon Q2

DAMON CLEAR 2

Uma solução ideal para os adultos e adolescentes conscientes da imagem de hoje, os brackets autoligáveis passivos DAMON CLEAR 2 (Fig. 31) proporcionam o desempenho e o controlo necessários para tratar uma grande variedade de casos com resultados extraordinários. Foi introduzido em 2014.

Os brackets Damon Clear2 (torque standard, superior 3-3) apresentam uma nova ranhura de ultraprecisão que proporciona duas vezes mais controlo rotacional para um acabamento meticuloso e um tratamento mais rápido. As caraterísticas especiais são :

- Braquetes de autoligação passiva totalmente estéticos, com um design inigualável.
- O material de alumina policristalina (PCA) é resistente a manchas de café, mostarda, vinho tinto e outros agentes.
- Elimina a necessidade de elastómeros, que mancham e acumulam bactérias durante o tratamento.
- Tecnologia avançada de autoligação passiva com baixa força de ligação, minimizando a resistência à fricção para um movimento dentário mais eficiente.
- Construção robusta com corrediça fortificada, canal da janela e tirantes para uma resistência e durabilidade excepcionais.
- Quatro paredes sólidas permitem uma expressão eficaz do binário e um controlo da rotação para um acabamento meticuloso.
- Contornos suaves e arredondados para um conforto excecional do paciente.
- Design de base personalizado com almofada patenteada gravada a laser para uma força de ligação óptima e máxima fiabilidade.
- Suportes opcionais com ganchos de contorno discretos para elásticos e outros auxiliares.
- Experiência de descolagem rápida e confortável para os pacientes quando se utiliza o instrumento de descolagem Damon Clear. Não é necessária a remoção do flash utilizando uma broca ou um scaler.

- Gabarito de posicionamento amovível com entalhe de raspagem e suportes e almofadas em forma de losango para melhorar o arco do sorriso.
- Os indicadores de posicionamento codificados por cores nos suportes (3-3) indicam os valores de binário.
- Damon Clear 2 é o culminar de um esforço de desenvolvimento abrangente que envolveu vários estudos in vivo em vários locais, investigação universitária de terceiros e testes de conceção extensivos.
- Do ponto de vista do controlo do torque e da rotação, bem como da fiabilidade da ligação e do conforto do paciente, Damon Clear 2 oferece vantagens em relação a outros aparelhos estéticos, sejam eles autoligáveis ou sistemas duplos.
- Damon Clear foi concebido para ser utilizado com os arcos calibrados por força da Ormco para uma movimentação dentária rápida e eficiente. Para um ótimo desempenho e fiabilidade, deve ser utilizada a mecânica Damon e a sequência de arcos adequada.

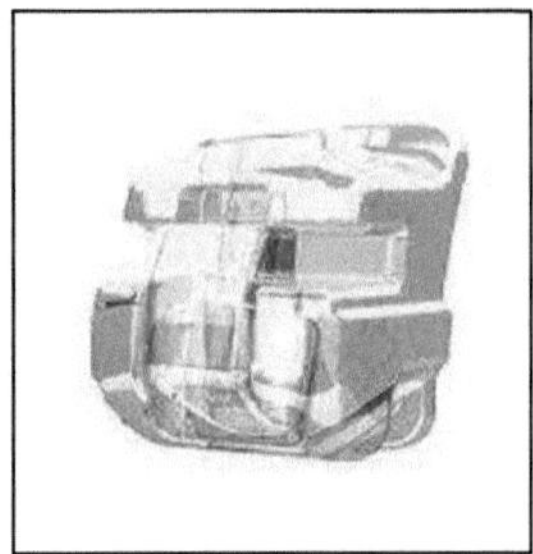

Fig.31 Damon Clear 2

DAMON CLEAR

O culminar de vários anos de investigação e desenvolvimento, o novo bracket Damon Clear (Fig.32) é um bracket de autoligação passiva translúcido sem inserção de metal e foi desenvolvido em 2009. O design completamente transparente do braquete destina-se a satisfazer as expectativas dos pacientes em termos de estética, enquanto a sua construção robusta satisfaz as necessidades dos clínicos em termos de funcionalidade e resistência. O corpo e a corrediça do bracket totalmente estético são fabricados em alumina policristalina (PCA) robusta, um material inerte impermeável a manchas ou descoloração. Um processo de fabrico único resulta em contornos suaves e arredondados para conforto do paciente, enquanto um procedimento de gravação a laser em cada almofada de bracket proporciona uma força de ligação óptima.

A corrediça do braquete SL constitui uma quarta parede, que cria um lúmen passivo para manter o fio do arco no lugar com pouca força de ligação, facilitando o controlo rotacional. Um mecanismo de mola de níquel-titânio (Ni-Ti) mantém a corrediça nas posições aberta e fechada e impede que a corrediça se separe do corpo do suporte. Quando a corrediça é aberta, emprega forças recíprocas para que a mola ou o dente do paciente não absorvam quaisquer forças.

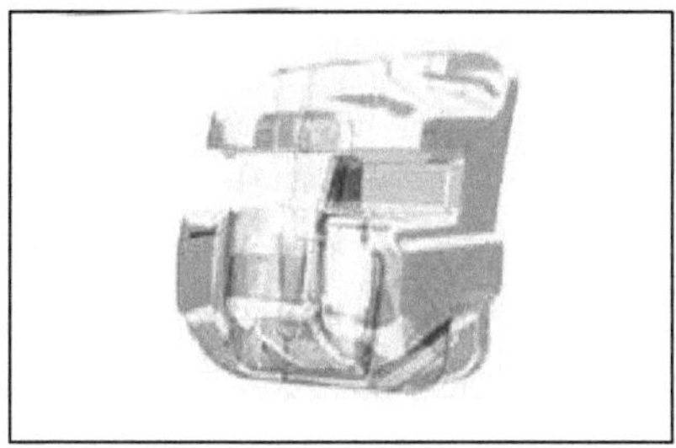

Fig. 32. Damon Clear

DAMON Q

Foi introduzido pela Ormco no ano de 2008

- O perfil baixo e o tamanho pequeno optimizam a profundidade da ranhura para proporcionar um acabamento meticuloso. A lâmina incorpora a tecnologia inovadora SpinTek™ com design chanfrado para facilitar o encaixe do fio. Fornecida com calibradores de posicionamento de alta precisão e ranhuras duplas para fios auxiliares para novas aplicações de tratamento.

- Damon Q (Fig.33) proporcionará um movimento dentário mais controlado e resultados clínicos excepcionais
- As paredes sólidas com profundidades de ranhura optimizadas, incluindo tolerâncias mais apertadas nos brackets anteriores inferiores, oferecem um melhor controlo da rotação e um movimento dentário rápido e de baixa fricção para um acabamento superior.

- A construção moldada por injeção de farinha de aço inoxidável proporciona uma resistência e durabilidade excepcionais ao longo do tratamento.
- As ranhuras horizontais e verticais proporcionam uma maior versatilidade para o tratamento que envolve cúspides altas, laterais obstruídas e muito mais.
- Ganchos de encaixe, fios piggyback ou auxiliares TAD, tudo isto enquanto progride através da sequência de arcos Damon, independentemente de fios redondos ou rectangulares.
- O medidor de posicionamento, o bracket e a almofada em forma de losango e a linha de traço vertical orientam a colocação precisa do bracket para melhorar o arco do sorriso.
- Todos os calibres de posicionamento são codificados por cores para ajudar na seleção do suporte e na identificação do valor de binário: Verde para binário baixo, azul para binário normal, vermelho para binário elevado.
- A inovadora corrediça SpinTek com bordo de ataque lingual chanfrado facilita o fecho da corrediça e o encaixe do fio em todas as fases do tratamento.
- A corrediça SpinTek requer apenas uma ligeira torção para abrir, transferindo as forças recíprocas para o bracket e não para o dente, para trocas de fio mais rápidas e maior conforto para o paciente.
- O perfil e o tamanho reduzidos do bracket com cantos suaves e arredondados ajudam a evitar interferências oclusais, oferecendo aos pacientes um maior conforto e estética.

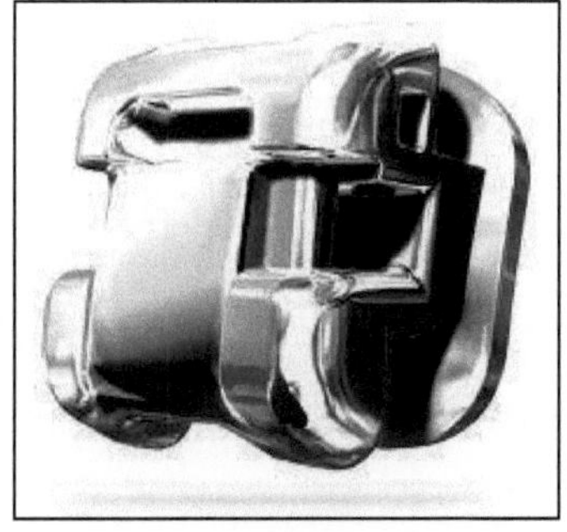

Fig.33 Damon Q

DAMON 3MX

Foi desenvolvido no ano de 2005 (Fig.34). As caraterísticas especiais incluem :

Quatro paredes sólidas para um movimento rápido e de baixa fricção dos dentes e um controlo superior.

- O suporte de aço 17-4 não apresenta deformações
- Ranhura vertical na qual são inseridos ganchos e outros acessórios
- Superfícies extremamente lisas e arredondadas para o máximo conforto
- Base romboide do suporte com uma linha vertical no meio para um posicionamento correto
- Portas de fácil abertura e fecho
- Conceção permanente do suporte
- Base do suporte construída anatomicamente
- Pode ser reciclado
- Abre e fecha com o instrumento 866-4012

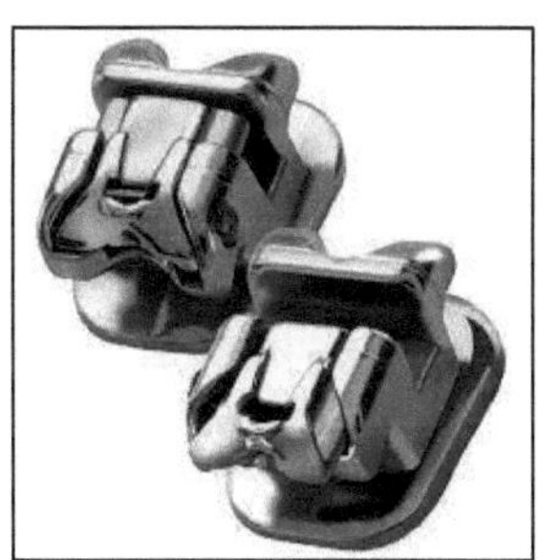

Fig.34 Damon 3MX

DAMON 3

O suporte Damon3 (Fig.35) é um sistema passivo. O mecanismo de bloqueio consiste numa porta deslizante rígida com ranhuras ou calhas de guia. A base do suporte e parte do corpo são de acrílico. A abertura do bracket requer um instrumento especial e é feita na direção caudal (isto é, oclusal para o maxilar superior e gengival no maxilar inferior). Aquando da entrega, o bracket está aberto.

Vantagens

Embora possa ser observada alguma descoloração, pensa-se geralmente que este bracket mantém as propriedades estéticas durante muito tempo na prática clínica. A curva de aprendizagem para o operador é curta, permitindo um posicionamento preciso do bracket após apenas uma curta fase inicial. Geralmente, o controlo da rotação e do torque são suficientes, desde que a sequência de fios recomendada pelo fabricante seja respeitada. Correntes elastoméricas podem ser colocadas sob o arco.

Desvantagens

Devido às fracas caraterísticas de abrasão da parte acrílica do braquete, muitas vezes não é possível usar correntes elásticas ou ligaduras de aço no topo do fio. Quando são utilizados fios rectangulares com dimensões tais como 0.020 × 0.020 ou maiores, o mecanismo de bloqueio sensível pode não funcionar bem ou pode mesmo ser danificado durante a operação, particularmente quando existem resíduos alimentares ou placa bacteriana no bracket. A remoção do compósito pode ser um problema; a maior parte do material de ligação do compósito permanecerá no dente aquando da descolagem, aumentando o tempo de cadeira para a remoção do adesivo.

Indicações

O bracket é bastante pequeno, pelo que a sua utilização não é recomendada para dentes com rotação severa ou dentes que necessitem de um controlo de torque significativo. É um bracket adequado para pacientes com maiores exigências estéticas e boa higiene oral.

Contra-indicações

Não é indicada a utilização de Clorexidina, Meridol, nicotina, café e vinho tinto, bem como alguns outros alimentos (como a curcuma) podem provocar a descoloração precoce dos brackets.

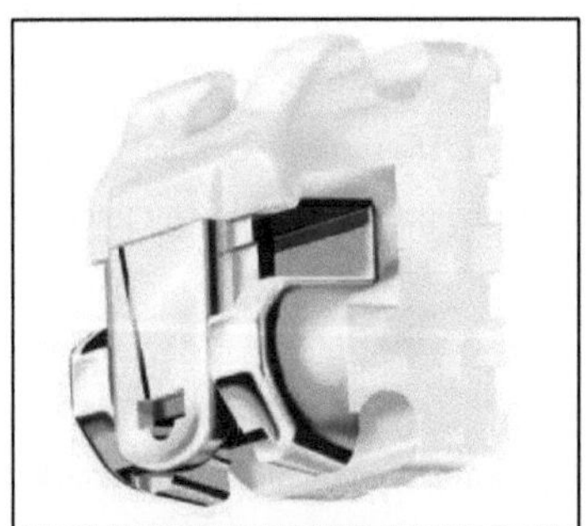

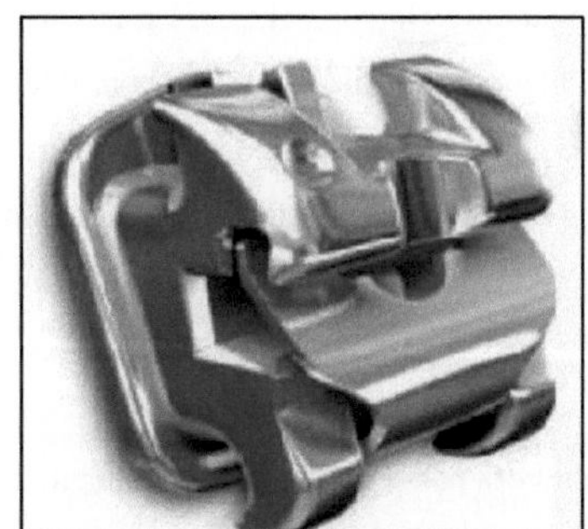

Fig.35- Suporte Damon 3 Fig 36- No suporte Ovation R

IN-OVATION R (GAC)

O In-Ovation R (Fig.36) é um sistema de braquetes ativo. Tem uma base de braquete bem definida e contornada; o corpo assemelha-se ao design clássico de gémeos. A base é ligada ao corpo do suporte por soldadura a laser. O clip em si é uma liga de crómio-molibdénio. A abertura do bracket ocorre da gengiva para a oclusal e requer uma ferramenta específica, que pode ser substituída por um explorador de formato semelhante.

Vantagens

O braquete In-Ovation R é fácil de colocar, fácil dc abrir c fcchar c tem boas propriedades de controlo de rotação e torque. As correntes elásticas podem ser colocadas por cima ou por baixo do arco.

Desvantagens

Trata-se de um bracket metálico e, por isso, não satisfaz os mais elevados requisitos estéticos. Além disso, os tamanhos de fio 0.018 × 0.018, no sistema 0.022 e acima podem, por vezes, levar a dificuldades na abertura ou fecho do bracket. Por isso, é da maior importância não avançar para o próximo tamanho de fio até que o fio atual se torne passivo.

Indicações

Mesmo apinhamentos severos podem ser prontamente tratados usando os brackets In-Ovation R. Além disso, é possível obter um bom controlo de torque com fio de arco retangular. O bracket In-Ovation R é fabricado com um elevado padrão de qualidade e tem um mecanismo de ligação relativamente robusto, pelo que pode ser recomendado para principiantes que pretendam ganhar experiência com brackets autoligáveis.

Contra-indicações

O suporte In-Ovation não deve ser utilizado em doentes com alergias conhecidas ao crómio-molibdénio ou ao níquel.

IN-OVAÇÃO C (GAC)

O In-Ovation C (Fig.37) é um braquete cerâmico ativo. A base do braquete deste braquete de contornos agradáveis e o corpo duplo são produzidos numa só peça, utilizando uma técnica de moldagem por injeção de cerâmica. O clip foi tratado de forma a ter um aspeto mate, o que é vantajoso do ponto de vista estético. O suporte é um pouco maior do que o seu homólogo metálico (In-Ovation R). O bracket pode ser aberto a partir da direção gengival utilizando uma ferramenta especialmente concebida e está disponível para todos os dentes, exceto para os molares e pré-molares inferiores. A empresa oferece tubos para os acessórios dos pré-molares inferiores que são feitos do mesmo material cerâmico. No entanto, estes tubos fracturam facilmente com a inserção ou remoção de fios de arco mais grossos.

Vantagens

O bracket é fácil de posicionar, fácil de abrir e fechar e é ainda melhor na correção de rotações e na transferência de valores de torque do que o bracket In-Ovation R. As cadeias elastoméricas são facilmente colocadas por cima ou por baixo dos fios da arcada. O fabricante afirma que, devido ao processo de fabrico sólido, é possível reutilizar o bracket (para o mesmo paciente) depois de a base do bracket ter sido limpa com um jato de areia, o que pode ser vantajoso no reposicionamento de brackets.

Desvantagens

O clip em si não tem a mesma qualidade que o seu homólogo metálico (In-Ovation R). As ligas de crómio-molibdénio não podem ser facilmente cobertas com ródio, pelo que o fabricante optou por utilizar um material diferente, que não é tão flexível. A descolagem do bracket pode ser um desafio devido ao tamanho da base do bracket e ao material do bracket, sendo melhor efectuada pelo dentista/ortodontista do que por assistentes ou auxiliares/terapeutas dentários, para evitar possíveis danos no esmalte. A remoção do bracket e do compósito remanescente pode ser demorada, particularmente se o bracket fraturar e/ou se forem deixadas grandes quantidades de compósito.

Indicações

Graças ao seu tamanho e caraterísticas mecânicas, este bracket pode ser utilizado universalmente. O movimento dos dentes em fios rectangulares grandes é possível e permite um bom controlo do torque. O bracket In-Ovation C é bem feito e pode ser recomendado para principiantes e especialistas. Devido ao aumento do tamanho do bracket, pode haver problemas potenciais com a colocação do bracket em casos severamente apinhados. A abrasão do esmalte das bordas incisais dos dentes frontais superiores tem sido observada em pacientes com más oclusões de classe I ou classe II e mordidas profundas.

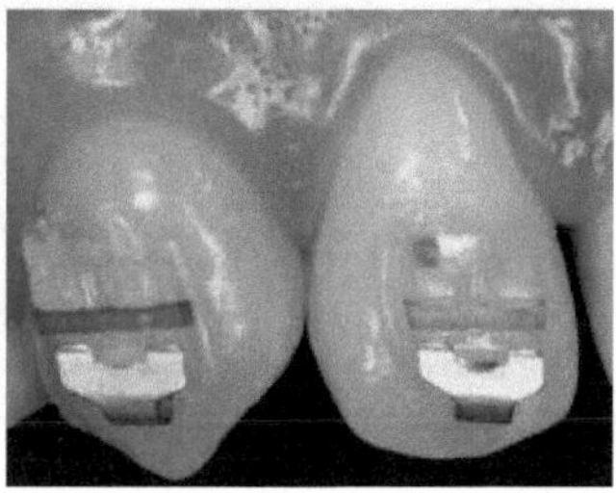

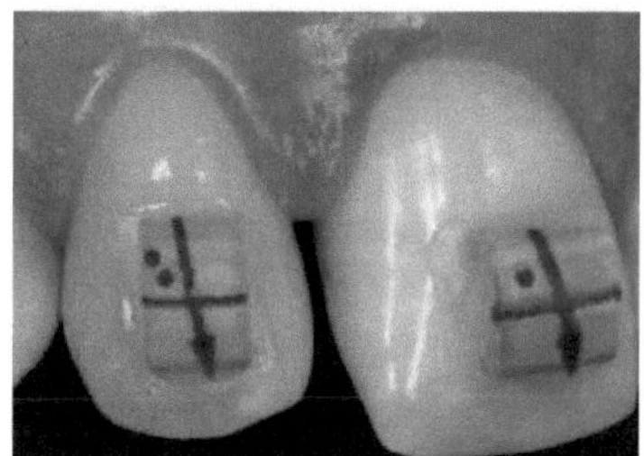

Fig. 37- Suporte Ovation C Fig. 38- Suporte Opal

OPALA (ULTRADENT)

O bracket Opal (Fig.38) é um bracket passivo. É constituído por um polímero compósito translúcido reforçado com fibras. Tem um design de peça única suave e arredondado com um mecanismo de tampa integrado para auto-ligação. A abertura ocorre com um instrumento especial a partir da direção incisal.

Vantagens

O bracket Opal é muito suave e delicado para os tecidos moles e é, inicialmente, muito estético. É razoavelmente fácil de posicionar e tem marcas muito fáceis de ler e boas.

Desvantagens

A perda do suporte é uma ocorrência comum. Além disso, a abertura deste bracket pode ser difícil e as cadeias elastoméricas são difíceis de colocar. A limpeza dos brackets deve ser efectuada por um higienista ou outro profissional de saúde dentária. Na nossa opinião, o bracket descolora-se facilmente. Não é recomendado se os controlos de rotação ou de binário forem questões importantes.

Indicações

Os brackets Opal podem ser recomendados para tratamentos de curta duração de 6-9 meses. A correção de pequenas rotações e apinhamentos ligeiros é facilmente efectuada. Este bracket é estético nas fases iniciais e pode ser recomendado para pacientes com elevados requisitos estéticos, boa higiene oral e bom controlo dietético, idealmente evitando alimentos que descoloram facilmente os brackets (como o vinho tinto e outros agentes descolorantes como a curcuma).

Contra-indicações

Este bracket não pode ser recomendado para pacientes com apinhamento severo. Apresenta também uma série de desvantagens para pacientes com dentições muito espaçadas. Como mencionado acima, o bracket descolora facilmente, particularmente quando substâncias como a clorexidina, a curcuma ou o vinho tinto são usadas regularmente ou se o paciente for fumador. A remoção do compósito residual após a descolagem pode ser demorada, pelo que é necessário ter em conta este facto.

OPAL M (ULTRADENT)

O suporte Opal M (Fig.39) é um suporte passivo e é produzido utilizando a técnica de moldagem por injeção de metal (MIM). A moldagem é seguida de sinterização. O bracket é muito liso, pois as arestas são bem arredondadas, e tem uma "tampa" que cobre a ranhura. A abertura é efectuada a partir da incisal, com um instrumento especialmente concebido para o efeito.

Vantagens

O bracket Opal M é muito suave e muito delicado para os tecidos moles. Tal como o seu homólogo estético, é fácil de posicionar devido à marcação na face da pálpebra. As cadeias elásticas podem ser posicionadas facilmente devido a um design modificado.

Desvantagens

A abertura do mecanismo pode ser difícil. Para além disso, o suporte parece maior do que o seu tamanho real devido à sua forma e propriedades de superfície.

Indicações

Este bracket pode ser recomendado para pacientes com tecidos moles muito sensíveis. Devido ao seu tamanho e caraterísticas físicas, pode ser utilizado para todos os tipos de má oclusão; o controlo da rotação e do torque dos dentes é bom para um bracket passivo.

Contra-indicações

Os potenciais problemas prendem-se principalmente com questões estéticas; devido à sua superfície metálica, o bracket parece muito escuro na boca do paciente, pelo que pode não satisfazer os mais elevados requisitos estéticos.

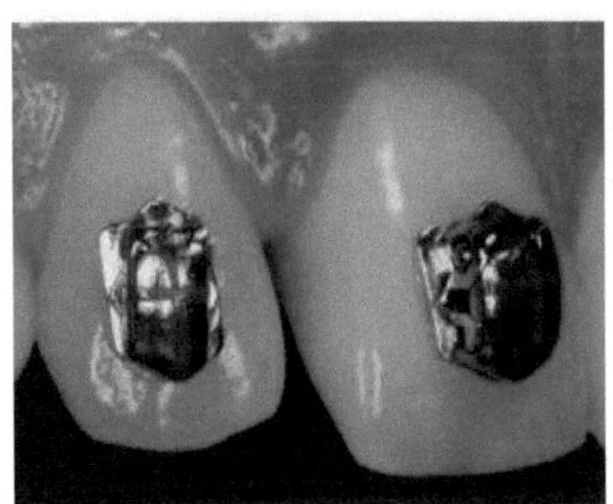

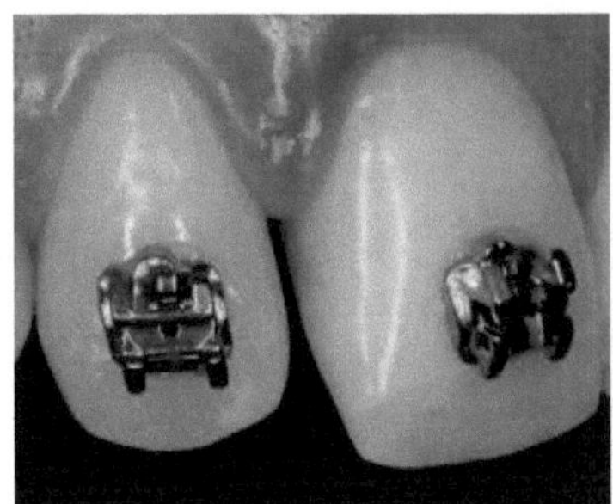

Fig. 39-Suporte Pal M Fig. 40-Suporte Quick 2

QUICK 2 (FORESTADENT)

O suporte Quick (Fig.40) é um suporte ativo. É uma construção de uma só peça que utiliza moldagem por injeção de metal (MIM), seguida de sinterização. O clip elástico é feito de uma liga de crómio-molibdénio. Este bracket pode ser aberto com um instrumento especialmente concebido para o efeito, quer pela gengiva quer pela face vestibular.

Vantagens

O braquete Quick é fácil de posicionar. O assentamento é muito semelhante ao de um bracket duplo convencional e pode ser facilmente efectuado mesmo por operadores com pouca ou nenhuma experiência com brackets autoligáveis. O bracket está claramente marcado, o que ajuda na orientação, e o mecanismo de clipagem é fácil de operar. O controlo da rotação e do binário são muito bons e a colocação das cadeias elastoméricas é fácil. Mesmo os fios de arco muito grossos podem ser ligados. Tem também uma ranhura auxiliar adicional de 0,016 × 0,016.

Desvantagens

As desvantagens deste bracket são principalmente estéticas; tal como acontece com todos os brackets metálicos, pode não satisfazer os requisitos mais exigentes dos pacientes.

Indicações

Este é um bracket metálico pequeno e sólido que pode ser utilizado em pacientes com apinhamento severo em que o controlo rotacional é fundamental. O controlo do binário é bom, pois mesmo os arcos maiores que 0,020 podem ser ligados. Este bracket pode ser recomendado para principiantes em autoligação. O slot auxiliar adicional aumenta a versatilidade do braquete.

Contra-indicações

Estas são principalmente anestésicas e se os pacientes tiverem alguma alergia conhecida aos metais utilizados para produzir o bracket.

SMARTCLIP (3 M UNITEK)

O braquete Smart Clip (Fig.41) é um sistema passivo e o braquete consiste basicamente num braquete duplo tradicional. O braquete tem dois clipes soldados a laser, que são mesial e distal às asas de amarração. Não existem partes móveis, como tampas ou fechos. O mecanismo em si consiste em dois clips de níquel-titânio que se abrem automaticamente quando o fio é deslocado na direção vestibulo-lingual. Estão disponíveis instrumentos especiais para facilitar a ligação e o desengate do fio.

Vantagens

O braquete SmartClip é fácil de posicionar no dente; as suas principais caraterísticas são as de um braquete duplo normal. Não é necessária qualquer formação ou experiência adicional para o posicionar corretamente. O controlo da rotação e o controlo do binário são excelentes, desde que os fios adequados sejam utilizados em toda a sua dimensão. As marcações nos braquetes são boas e as correntes elásticas são muito fáceis de colocar. Como o bracket SmartClip não utiliza qualquer mecanismo de bloqueio, a higiene oral é facilmente mantida. O bracket também pode ser convertido num bracket ativo, ligando ligaduras tradicionais às anilhas, nas fases posteriores do tratamento, quando é necessário um maior controlo do movimento dentário. O bracket é fornecido pré-revestido com o adesivo Transbond™ Plus da 3 M, e cada bracket é embalado individualmente num pequeno recipiente com uma tampa selada. Isto facilita a manutenção de stocks e aumenta a consistência dos resultados da colagem, uma vez que evita a contaminação da base do bracket e variações na aplicação do adesivo.

Desvantagens

A inserção e remoção dos fios de arco grossos pode ser problemática e pode levar à descolagem dos brackets e/ou causar desconforto aos pacientes. O fabricante recomenda a utilização de vários fios de arco pequenos em algumas situações, em vez de utilizar um fio de tamanho normal ou grande. Os fios rectangulares maiores também estão disponíveis como fios híbridos para facilitar a ligadura, mas isto pode estar associado à desvantagem potencial anteriormente descrita de perda de controlo de torque.

Indicações

Este suporte tem boas propriedades de nivelamento e alinhamento.

Contra-indicações

O bracket não deve ser utilizado em pacientes com alergias conhecidas aos metais utilizados. Também pode não ser ideal para pacientes muito sensíveis, uma vez que a inserção e remoção dos fios da arcada pode causar desconforto, embora este possa ser minimizado com uma técnica adequada.

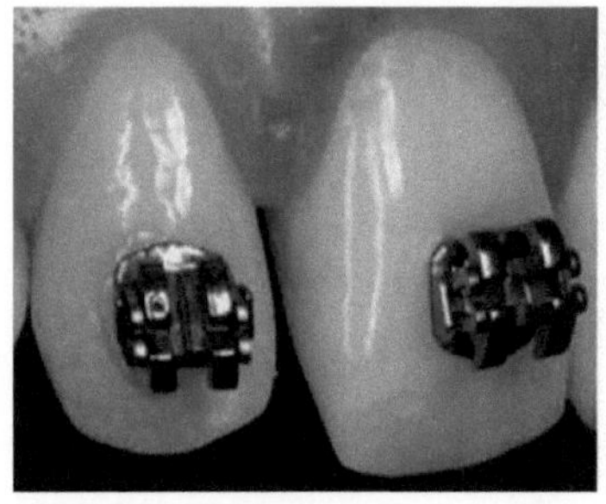

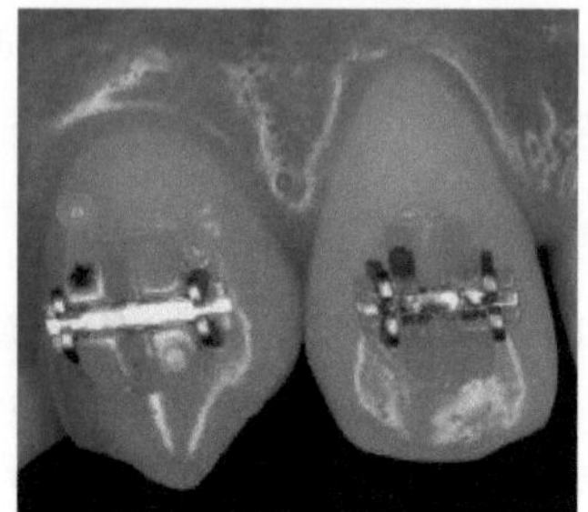

Fig.41 -Suporte de grampo Fig.42- Suporte Clarity SL

Clarity SL (3 M Unitek)

O bracket Clarity SL (Fig.42) é um sistema passivo que consiste num corpo cerâmico. Este tem uma ranhura metálica incorporada na base cerâmica para melhorar as caraterísticas de fricção. Tal como no braquete SmartClip, o mecanismo de auto-ligação consiste num clip de NiTi que é fixado nos aspectos mesial e distal do braquete duplo. Estão disponíveis ferramentas especiais para inserir e remover os fios do arco.

Vantagens

O bracket Clarity SL pode ser colocado da mesma forma que o seu homólogo de ligadura convencional. Não é necessária qualquer formação ou experiência adicional. O controlo da rotação e do binário é excelente. As marcações no suporte são fáceis de reconhecer e as cadeias elastoméricas podem ser facilmente colocadas. A limpeza é fácil para o doente, uma vez que não existem peças móveis adicionais, como tampas ou outros mecanismos de bloqueio. A descolagem é relativamente conveniente para um bracket de cerâmica, devido a um ponto fraco intencional no qual o bracket fratura quando é utilizada a técnica de descolagem adequada. Tal como o braquete SmartClip, este é embalado individualmente e pré-revestido com adesivo.

Desvantagens

A ligadura e remoção de arcosmuito rígidos e pesados pode ser desconfortável para o paciente. Recomendamos a utilização de instrumentos concebidos para este fim, para evitar a quebra dos clips durante a ligadura ou remoção dos fios de arco. O revestimento dos fios de arco estéticos coloridos pelos dentes pode ficar comprometido aquando da ligadura. Este bracket não pode ser reutilizado para reposicionamento ou reparações, uma vez que tem um ponto de fratura pré-determinado ao longo do eixo vertical do bracket, que foi concebido para facilitar a remoção do bracket após a conclusão do tratamento ortodôntico.

Indicações

O nivelamento e o alinhamento rápidos e eficazes, bem como as caraterísticas de fricção propostas, são as vantagens deste bracket. É também esteticamente agradável, uma vez que a maioria das peças metálicas estão escondidas atrás do fio. A estética do bracket pode ser ligeiramente comprometida durante as fases iniciais de alinhamento. O clip pode ser bastante visível em dentes com rotação.

Contra-indicações

Este bracket não pode ser recomendado para pacientes muito sensíveis, uma vez que a ligação e remoção dos arcos pode causar desconforto, especialmente nos incisivos inferiores. Também não é recomendada a utilização de arcos esteticamente revestidos da primeira geração, uma vez que o clip pode danificar o revestimento estético do arco aquando da ligadura. Os casos com requisitos de binário elevados também podem apresentar dificuldades, uma vez que os fios híbridos utilizados para tamanhos maiores ficam aquém dos fios rectangulares regulares com arestas vivas.

SPEED (STRITE INDUSTRIES, LTD.)

O braquete Speed (Fig. 43) foi o primeiro braquete autoligável ativo no mercado. A base do braquete é bem contornada. É soldado ao corpo. A abertura ocorre da gengiva para a oclusal, tanto na arcada superior quanto na inferior, sendo recomendada uma ferramenta personalizada para isso.

Vantagens

O suporte é pequeno e, após um curto período de treino, pode ser posicionado com facilidade e precisão. Apesar do seu tamanho reduzido, é fácil de abrir e fechar. Este bracket tem uma ranhura auxiliar que pode ser muito útil.

Desvantagens

Devido ao seu tamanho, o bracket não permite o mesmo controlo de rotação e torque dos dentes em comparação com outros brackets autoligáveis. As correntes elastoméricas só podem ser posicionadas sob o fio. O braquete é muito pequeno e não possui amarras para permitir a colocação da corrente sobre o fio e o braquete. A utilização de fios rectangulares com tamanhos maiores pode levar a dificuldades com o mecanismo de abertura e fecho, particularmente na área dos pré-molares inferiores.

Indicações

A vantagem deste bracket reside no seu tamanho comparativamente pequeno e é adequado para o tratamento de apinhamentos severos, embora o controlo rotacional final possa, por vezes, não ser o ideal. É também um dos brackets autoligáveis mais baratos atualmente no mercado.

Contra-indicações

O controlo do torque lingual dos pré-molares no maxilar inferior nem sempre é fácil com este bracket. A ligação de fios de aço inoxidável pesados pode ser difícil. A precisão da ranhura do bracket e a qualidade geral do bracket não é do mesmo nível que a de muitos outros brackets autoligáveis.

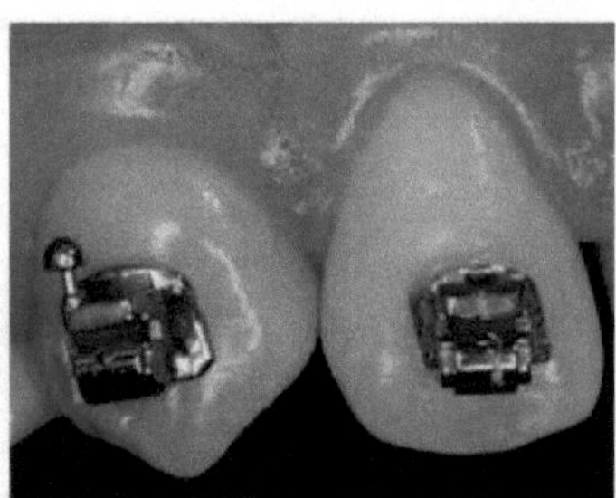

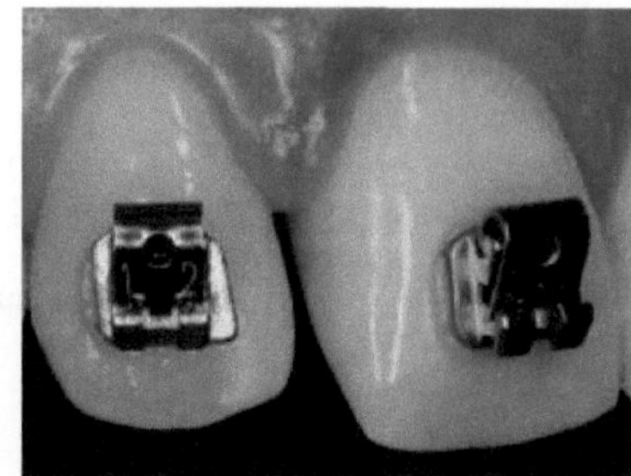

Fig.43- Suporte de velocidade Fig.44- Suporte de tempo 2

TEMPO 2 (ORTODONTIA AMERICANA)

O braquete Time 2 (Fig.44) é um sistema ativo com uma base e um corpo produzidos numa só peça, utilizando a técnica MIM. O bracket pode ser aberto com uma ferramenta especial que é introduzida labialmente, de modo a que o mecanismo possa ser articulado gengivalmente. O bracket é fechado com uma ferramenta especificamente concebida para o efeito.

Vantagens

O suporte Time2 é fácil de posicionar e não requer grandes conhecimentos adicionais. As marcações são fáceis de ler e é fácil de abrir e fechar. O suporte em si é bastante grande e pode oferecer um bom controlo de rotação se o mecanismo de bloqueio estiver bem fechado.

Desvantagens

Devido ao tamanho do suporte, as suas qualidades estéticas são fracas. As correntes de elastómero ficam presas no mecanismo de fecho. O próprio mecanismo de fecho nem sempre traduz as forças do clip para o fio, e o controlo da rotação e do torque pode ser difícil. Nestes casos, é frequentemente vantajoso utilizar uma ligadura de aço. Este é o primeiro braquete nesta comparação em que o clip abre numa dobradiça na direção em que o fio ativo empurra. Isto significa que, em casos de rotação severa, a força do fio pode levar à abertura do suporte, que então desengata o fio.

Indicações

O braquete Time 2 é um braquete metálico grande e sólido, e a ligadura de arcos pesados (maiores que 0,020) é possível. É um bom braquete autoligável que é bem adequado para iniciantes neste campo.

Contra-indicações

O bracket não é ideal para pacientes com dentes pequenos, alergias a qualquer um dos componentes da liga, ou requisitos estéticos elevados. O controlo da rotação pode ser um desafio.

TEMPO 3 (ORTODONTIA AMERICANA)

O suporte Time3 (Fig.45) é uma versão mais pequena do suporte Time 2. A base e o corpo do braquete são produzidos com a técnica MIM. Este braquete também é aberto usando uma ferramenta especial que é introduzida labialmente. A abertura é efectuada articulando a porta gengivalmente. O mesmo instrumento é utilizado para fechar o braquete.

Vantagens

A abertura e o fecho do suporte Time 3 requerem muito pouca formação adicional para serem posicionados. As marcações são fáceis de identificar.

Desvantagens

As correntes de elastómero podem interferir com o mecanismo de bloqueio. A tensão exercida pelo grampo não é, muitas vezes, suficiente para um controlo total do binário e da rotação.

Indicações

O bracket Time 3 é um bracket sólido de tamanho médio que permite a ligadura mesmo de arcos rectangulares muito espessos (maiores que 0,020). Pode ser recomendado para principiantes na área.

Contra-indicações

Este bracket não deve ser utilizado em pacientes com alergias conhecidas aos componentes da liga do bracket ou com elevados requisitos estéticos.

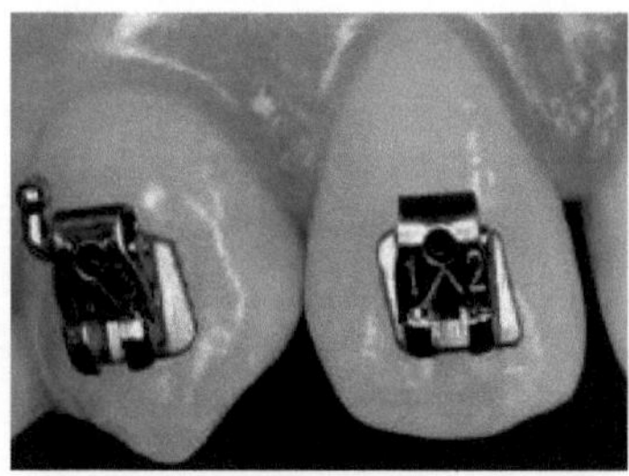

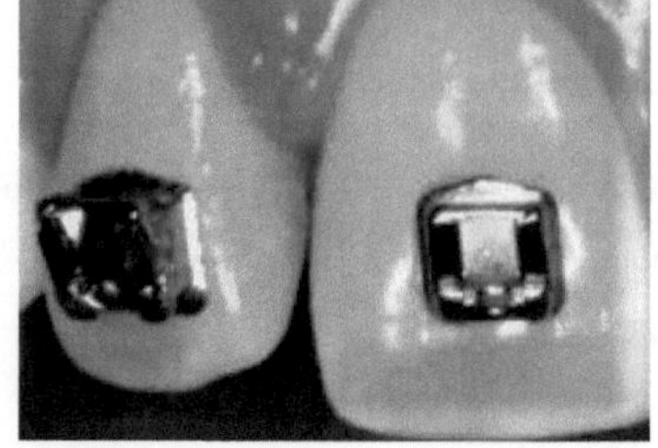

Fig.45-Suporte Time 3 Fig.46-Suporte Vision LP

VISION LP (AMERICAN ORTHODONTICS)

O Vision LP (Fig.46) é um sistema ativo com asas de ligação. A base e o corpo são produzidos utilizando a técnica de sinterização MIM. Este bracket pode ser aberto com um instrumento especial ou com uma sonda dentária. Os brackets são abertos, rodando novamente em torno de uma dobradiça gengival, de oclusal para gengival. O bracket pode ser fechado com um instrumento especial ou com a pressão dos dedos.

Vantagens

O bracket Vision LP é fácil de posicionar. Devido à maior espessura dos brackets, estes podem descolar-se um pouco mais facilmente do que outros brackets autoligáveis, particularmente no maxilar inferior. As marcações no bracket são discretas e o bracket é relativamente fácil de abrir e fechar.

Desvantagens

A tensão exercida entre o mecanismo de bloqueio e o fio de arco não é, por vezes, suficientemente forte para o controlo total da rotação e do torque (como descrito acima na descrição do braquete Time 2). Ligaduras de aço adicionais, que podem ser amarradas em torno das asas de fixação, podem ser úteis.

Indicações

O bracket Vision LP é um bracket metálico sólido, de tamanho médio, que permite a ligadura fácil de arcosmuito pesados (maiores que 0,020). O posicionamento e a abertura/fecho são relativamente fáceis, e o bracket pode ser utilizado mesmo por principiantes em autoligação.

Contra-indicações

Devido à cavidade bastante grande no mecanismo de fecho, os restos de comida e a placa bacteriana podem facilmente ficar presos debaixo do fio. É frequentemente aconselhável abrir os brackets e mandar limpar a ranhura do bracket por um higienista profissional, auxiliar ou terapeuta.

DISCOVERY SL (DENTAURUM)

O braquete Discovery SL (Fig.47) é um sistema passivo com asas de fixação e uma base bem contornada. A base e o corpo do suporte são produzidos utilizando a técnica de sinterização MIM. Tem uma porta que serve de mecanismo de abertura/fecho com uma dobradiça, e o mecanismo é operado com uma ferramenta especial na direção incisal-gengival.

Vantagens

O bracket Discovery SL tem marcas facilmente identificáveis, a base bem contornada permite um posicionamento fácil e uma ligação segura. Tem uma superfície muito lisa que não irrita facilmente os tecidos moles. As anilhas permitem que seja manuseado da mesma forma que um bracket duplo normal, se necessário. Devido ao seu pequeno tamanho, as suas qualidades estéticas são boas para um bracket autoligado metálico.

Desvantagens

A abertura e o fecho do suporte requerem algum treino, uma vez que o mecanismo parece muito pequeno. Assim, o controlo da rotação e do binário nem sempre é ideal, devido à largura mesiodistal do suporte e à direção de abertura da porta. No entanto, podem ser facilmente utilizadas ligaduras elastoméricas adicionais para ultrapassar este problema. No entanto, devido ao espaço por baixo do clip, podem acumular-se alimentos e placa bacteriana.

Indicações

O sistema Discovery SL é um bracket autoligável relativamente pequeno que permite a ligadura de fios de arco rectangulares pesados (maiores que 0,020). Novamente, este é um bom braquete para novatos no campo para ganhar experiência em autoligadura.

Contra-indicações

Estes suportes não devem ser utilizados em doentes que tenham alergias conhecidas aos metais utilizados para produzir o dispositivo. As portas das dobradiças podem abrir-se e soltar o fio. Os fios demasiado grandes são escolhidos demasiado cedo durante o tratamento, ou se as rotações forem demasiado severas. Isto é semelhante ao problema registado com a série de brackets Time.

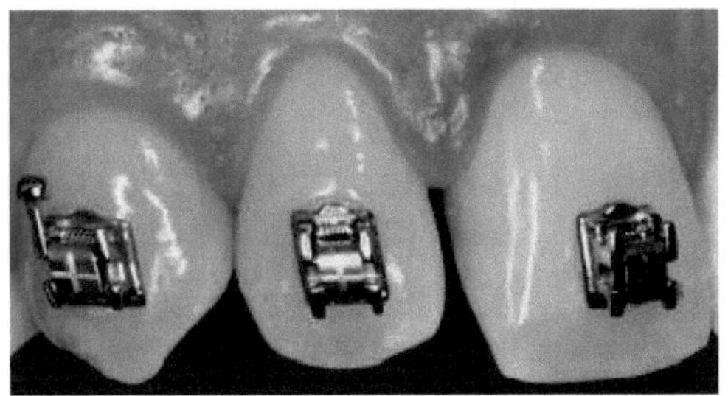

Fig.47 - Suporte do Discovery SL

SUPORTE DE EMPOWER 2

Os suportes metálicos Empower 2 permitem a escolha entre um sistema totalmente interativo, totalmente passivo ou uma combinação de sistema de Ativação Dupla. Cada suporte Empower 2 é construído segundo os mais elevados padrões, com tecnologia de ponta e de elevado desempenho.

Quadro interativo

O clip captura passivamente os fios mais pequenos e envolve ativamente os fios maiores para uma menor força de ligação no início do tratamento e um controlo excecional do binário e da rotação durante as fases de trabalho e de acabamento.

Suporte passivo

O clip captura passivamente todos os tamanhos de fio para forças de ligação mais baixas ao longo do tratamento.

VANTAGENS DOS SUPORTES AUTO-LIGÁVEIS

Estas vantagens aplicam-se, em princípio, a todos os brackets autoligáveis, embora as diferentes marcas variem na sua capacidade de proporcionar estas vantagens de forma consistente na prática:

1. Envolvimento mais seguro do arco completo
2. Baixa fricção entre o bracket e o fio;
3. Menos assistência na cadeira;
4. Remoção e ligadura mais rápidas do fio.

Fixação total do arco:

O fecho total é uma caraterística da autoligação, porque um clip/deslizador ou está completamente fechado ou não está. Não é possível um fecho parcial não intencional. Não existe o problema de deterioração da ligadura, como acontece com as ligaduras elásticas. No entanto, a segurança da ligadura dependerá do facto de o clip/corrediça ser robusto e não se abrir inadvertidamente.

Baixo atrito:

Outros tipos de braquetes, mais notavelmente os braquetes Begg, alcançaram um baixo atrito em virtude de um ajuste extremamente frouxo entre um fio redondo e um braquete muito estreito, mas isso tem o custo de tornar o controlo total da posição do dente correspondentemente mais difícil. Alguns braquetes com uma ranhura no sentido do bordo incorporaram ombros para distanciar o elastómero do fio e assim reduzir o atrito, mas este tipo de desenho também produz atrito reduzido à custa de um controlo reduzido.

O atrito muito baixo com braquetes autoligáveis foi claramente demonstrado e quantificado em trabalhos de vários autores,[39,40,41,42] para os braquetes Ativa e Speed, Edgelock e Damon. Voudouris[43] relatou um atrito muito reduzido com os protótipos Sigma e Interact win e com os braquetes Damon. O atrito é drasticamente inferior ao dos anéis elastoméricos com brackets convencionais e parece ser uma caraterística inerente aos brackets autoligáveis. Thomas et at[42] confirmaram um atrito extremamente baixo com os braquetes Damon em comparação com os braquetes convencionais pré-ajustados e também com os braquetes Tip-Edge. Kapur encontrou um atrito dramaticamente mais baixo tanto com fios de aço inoxidável como de níquel-titânio para os brackets Damon em comparação com os brackets convencionais. Com fios de NiTi, a fricção por bracket foi de 41 g com Minitwin e ligadura convencional e 15 g com brackets Damon; enquanto que com fios de aço inoxidável, estes valores foram de 6 e apenas 3,6 g, respetivamente. Pizzoni et al.[44] referiram que os braquetes Damon apresentavam um atrito inferior ao Speed que, por sua vez, apresentava um atrito inferior ao dos braquetes convencionais, afirmando que: no caso dos fios rectangulares, o braquete Damon era significativamente melhor do que qualquer um dos outros braquetes e deveria ser preferido se a mecânica de deslizamento fosse a técnica de eleição.

A combinação de um atrito muito baixo e um encaixe muito seguro do fio completo num slot do tipo edgewise só é atualmente possível com braquetes autoligáveis (ou com tubos molares) e é provavelmente a caraterística mais vantajosa de tais braquetes. Por conseguinte, foi proposto[45] que esta combinação permite que um dente deslize facilmente ao longo de um fio com forças líquidas mais baixas e mais previsíveis e, no entanto, sob controlo total, com quase nenhuma rotação indesejável do dente resultante de um modo de ligadura deformável, como um elastómero.

Atrito in vivo e com fios activos:

É, no entanto, difícil ter a certeza da exatidão com que qualquer simulação laboratorial de fricção reproduz as verdadeiras situações in vivo. Um estudo de Loftus et al.[46] descobriu que, numa experiência com um ligamento periodontal simulado, e com uma ligeira inclinação e rotação dos brackets, o atrito com Damon SL não era significativamente menor do que com brackets com ligadura convencional. Read-Ward et al[47] relataram que a redução do atrito com a autoligadura é muito menor quando o fio está ativo, mas este estudo também mostrou os problemas metodológicos consideráveis na medição do atrito com fios activos, sendo o desvio padrão das medições repetidas muito elevado. Outros autores constataram que o atrito com braquetes autoligáveis ainda é substancialmente menor, mesmo com valores altos de torque ativo. Um artigo sobre este tópico, de Thorstenson e Kusy,[48] examinou os efeitos da variação da ponta ativa (angulações) na resistência ao deslizamento. Eles descobriram que angulações além do ângulo no qual o fio entra em contacto com os cantos diagonalmente opostos do slot do braquete causam um aumento similar na resistência ao deslizamento de braquetes autoligados (Damon SL) e convencionais.

Atrito in vivo: forças oclusais e mastigatórias:

O balanço das evidências atuais de estudos e da experiência clínica é que a autoligadura proporciona uma redução muito significativa no atrito em todas as dimensões do movimento dentário. A significância clínica deste fator isolado é difícil de estimar e é mais apropriado considerar as caraterísticas combinadas de baixa fricção e encaixe seguro do fio.

Uma combinação de encaixe seguro do fio e baixa fricção:

Um anel elastomérico deformável não pode fornecer e sustentar força suficiente para manter o fio totalmente no slot sem pressionar ativamente o fio a ponto de aumentar o atrito. A comparação com um tubo molar é útil neste contexto, uma vez que este acessório é essencialmente um braquete autoligado com o clip permanentemente fechado. Uma vez que um tubo molar conversível é convertido em um braquete pela remoção da tampa do slot ou das tiras, uma ligadura elastomérica ou mesmo uma ligadura de fio pode se mostrar muito ineficaz na prevenção da rotação do dente se ele for movido ao longo do fio ou usado como uma fonte de tração intermaxilar. Estes métodos de ligadura aumentam simultaneamente a fricção enquanto tentam reter o encaixe total do fio. Com braquetes tie-wing, uma melhoria num aspeto é geralmente à custa da deterioração no outro. A combinação de um atrito muito baixo e um encaixe total do fio muito seguro numa ranhura do tipo edgewise só é atualmente possível com braquetes autoligáveis (ou com tubos molares) e é provavelmente a caraterística mais benéfica de tais braquetes. Esta combinação permite que um dente deslize ao longo de um fio com forças líquidas mais baixas e mais previsíveis, e ainda sob controlo total, com quase nenhuma rotação indesejável do dente resultante de um modo de ligadura deformável, como um elastomérico.[49,50,51]

Consequências da ancoragem de baixa fricção e encaixe seguro do fio completo:

Esta combinação de propriedades pode conservar a ancoragem por três razões

- Com baixo atrito, as forças líquidas de movimentação dentária são previsivelmente mais baixas e as forças recíprocas são correspondentemente menores. Embora a evidência mostre que a relação entre o nível de força e o movimento dentário é complexa, ela apoia a ideia de que forças menores por unidade de área radicular levam a uma maior ancoragem.

- Forças líquidas mais baixas deformam menos os arcos e, portanto. Facilitam a libertação das forças de ligação entre o fio e o bracket, melhorando o deslizamento dos brackets ao longo do fio.

- Dentes individuais, por exemplo, os caninos podem ser retraídos separadamente ao longo de um arco e, assim, reduzir potencialmente as exigências globais de ancoragem através da redução da área radicular dos dentes a serem movidos de cada vez, mas sem nenhuma das desvantagens potenciais de outros métodos de retração separada dos caninos, por exemplo, perda de controlo rotacional. Após essa retração separada dos caninos, o baixo atrito dos braquetes autoligáveis permite o uso sensato da mecânica de deslizamento para retrair os incisivos, mesmo que agora haja um mínimo de três braquetes distal ao espaço restante através do qual o deslizamento do fio deve ocorrer.[52]

Alinhamento de dentes muito irregulares:

A outra situação em que a combinação de baixo atrito e encaixe total seguro é vantajosa é o alinhamento de dentes muito irregulares e a resolução de rotações severas, onde a capacidade do fio de deslizar através dos braquetes dos dentes rodados e adjacentes facilita significativamente o alinhamento. Esta relação entre o atrito e a desrotação foi descrita e quantificada por Koenig e Burstone, [53] e as forças adversas potenciais demonstraram ser muito grandes. A baixa fricção, portanto, permite um alinhamento rápido e um fechamento mais seguro do espaço, enquanto o encaixe seguro do braquete permite o encaixe total com dentes severamente deslocados e o controlo total, enquanto desliza os dentes ao longo de um fio. Os fios modernos, de baixo módulo, aumentam substancialmente a nossa capacidade de aproveitar estes benefícios.

Menos assistência na cadeira e remoção mais rápida do fio de ligadura:

O motivo original quando se desenvolveram os primeiros brackets autoligáveis era acelerar o processo de ligadura. Por exemplo, um artigo de Maijer e Smith[54] demonstrou uma redução de quatro vezes no tempo de ligadura com braquetes Speed em comparação com a ligadura com fio de braquetes convencionais. Shivapuja e Berger[40] mostraram resultados semelhantes, mas também que as "vantagens de velocidade em comparação com a ligadura elastomérica são menos dramáticas (aproximadamente 1 minuto por conjunto de fios). Um estudo efectuado por Harradine encontrou poupanças estatisticamente significativas, mas clinicamente modestas no tempo de ligação/religação com Damon SL, uma média de 24 segundos por remoção e substituição do fio. Deve, no entanto, ser lembrado que a ligadura do arco usando braquetes autoligáveis não requer um assistente do lado da cadeira para acelerar o processo, uma vez que os braquetes autoligáveis não requerem a passagem de elastómeros ou ligaduras de fio para o operador durante a ligadura.

Um estudo sobre a eficiência do tratamento efectuado por Harradine[56] concluiu o seguinte:

Uma poupança de tempo média muito modesta resultante de uma redução na colocação/remoção de arcos de 24 segundos por arcada,

Uma redução média de 4 meses no tempo de tratamento ativo de 23,5 para 19,4 meses,

Uma redução média de quatro visitas durante o tratamento ativo de 16 para 12, e

A mesma redução média nas pontuações da Classificação da Avaliação dos Pares para os casos correspondentes.

Os braquetes autoligáveis atualmente disponíveis oferecem a combinação muito valiosa de fricção extremamente baixa e encaixe total seguro do braquete e, finalmente, são suficientemente robustos e fáceis de utilizar para proporcionar a maioria das potenciais vantagens deste tipo de braquete. As principais vantagens da autoligadura estão agora estabelecidas e prontamente disponíveis. Estes desenvolvimentos oferecem a possibilidade de uma redução significativa nos tempos médios de tratamento e talvez também nos requisitos de ancoragem.

BIOMECÂNICA DA AUTO-LIGAÇÃO

Os braquetes autoligáveis foram introduzidos na prática clínica para substituir os métodos de ligadura convencionais existentes com ligaduras elastoméricas e de aço inoxidável e melhorar a eficácia clínica[83, 84,85]. O encaixe consistente do fio ao longo de todo o tratamento ortodôntico e a eliminação da necessidade de visitas frequentes para a substituição das ligaduras foram as principais vantagens listadas para o novo modo de ligadura[86,87]. Além disso, foi proposto que, devido ao encaixe braquete-fio, forças leves e atrito reduzido são alcançados, com resultados desejáveis na taxa de movimentação dentária ortodôntica. Para uma determinada secção transversal e módulo do fio, a magnitude da força desenvolvida durante o engate pode variar de acordo com o intervalo entre braquetes, o modo de ligadura e o número de dentes ligados nos segmentos proximal e distal da arcada. Este efeito decorre do aumento da rigidez do complexo fio-braquete associado à presença de muitas unidades dentárias incorporadas na mecanoterapia[88]. Fatores adicionais que modulam a magnitude da força podem estar relacionados ao grau de apinhamento, que está associado à distância interbraquetes, ao relaxamento das ligaduras e ao módulo de elasticidade do grampo e ao relaxamento do mecanismo de engate do braquete autoligado[89], que podem alterar ou modificar a carga transmitida aos dentes[90]. Existem muitas evidências sobre as forças e momentos gerados durante a ativação de um fio em braquetes autoligáveis em uma arcada apinhada.[91,92]

Neste trabalho, abordaremos a biomecânica dos aparelhos autoligáveis em comparação com os sistemas convencionais, apresentando e avaliando as evidências científicas disponíveis na literatura ortodôntica atual, revisada por pares. O conjunto de evidências apresentado tem origem no trabalho resumido em quatro estudos, que avaliaram comparativamente as forças geradas durante a intrusão-extrusão simulada, durante o movimento buco-lingual e os momentos durante os movimentos rotacionais com um braquete convencional (Orthos2, ORMCO), um autoligado passivo (Damon2, ORMCO) e um autoligado ativo (In-Ovation R, GAC).

A metodologia envolveu a construção de modelos de resina a partir da arcada mandibular original apinhada de um paciente representando um caso rotineiro de apinhamento e o modelo mandibular alinhado do mesmo paciente. As medições de força e momento foram realizadas no Sistema de Medição e Simulação Ortodôntica (OMSS) da Universidade de Bonn[93] . Os principais componentes do sistema OMSS, que foi feito sob medida para aplicações ortodônticas específicas, consistem em dois sensores de força-momento capazes de medir forças e momentos nos três planos do espaço, simultaneamente. Os dois sensores do OMSS são montados numa mesa de posicionamento motorizada com total mobilidade tridimensional, enquanto todos os componentes mecânicos são construídos numa câmara com temperatura controlada, com interface com um computador. Este sistema é capaz de realizar vários tipos de medições, sendo que as curvas de deflexão da força resultante são registadas, facilitando, assim, o estudo das cargas resultantes do movimento ortodôntico simulado dos dentes.

FORÇAS GERADAS DURANTE O ALINHAMENTO INICIAL COM BRAQUETES AUTOLIGÁVEIS E CONVENCIONAIS

A primeira experiência[94] avaliou as forças e os momentos gerados em diferentes secções da arcada dentária durante a ativação inicial do arco com um fio Damon (ORMCO) de 0,014" de cobre-níquel-titânio, num caso rotineiro de apinhamento mandibular mostrado na Fig.48

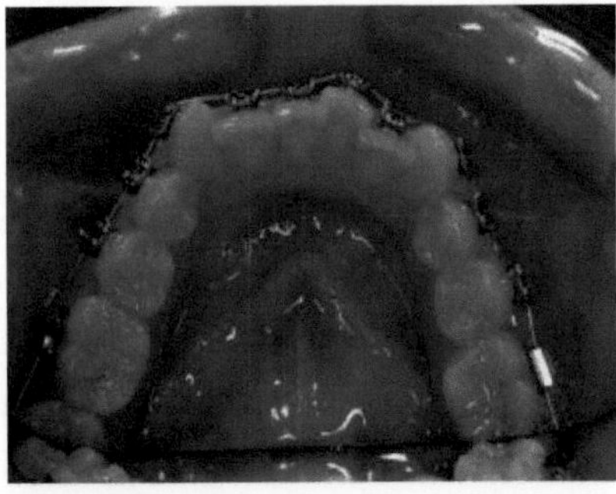

Fig. 48 Vista oclusal de um típico arco mandibular apinhado, utilizado como modelo para a estimativa de forças num incisivo lateral posicionado lingualmente

À medida que o fio é encaixado, o incisivo lateral sofre uma força maior na direção buco-lingual, devido ao seu deslocamento lingual (Fig. 49). Na Fig. 50, registra-se a força exercida sobre o mesmo dente com os três diferentes braquetes estudados, indicando uma magnitude inicial maior para o aparelho autoligado Damon2.

Os resultados desta investigação sugerem que, para um determinado fio, existem relações complexas entre braquete/arco e dente, que modulam a magnitude e a direção das forças, e que o aumento da folga entre fio e braquete não pode prever com segurança as cargas exercidas pelos braquetes autoligáveis. As variações dos níveis de força entre os três braquetes testados seguiram um padrão complexo e parecem ser influenciadas por múltiplos fatores, incluindo o mecanismo de ligadura, a largura do braquete, a forma do arco e a posição do dente, cada um contribuindo com um peso variável, dependendo das caraterísticas específicas do arco e do fio. Por exemplo, um incisivo lateral inferior apinhado, posicionado lingualmente, apresentou um movimento extrusivo e vestibular com o braquete Damon2 mostrando a menor força no plano vertical (intrusão-extrusão), com o grupo de braquetes autoligáveis gerando a maior força na direção buco-lingual.

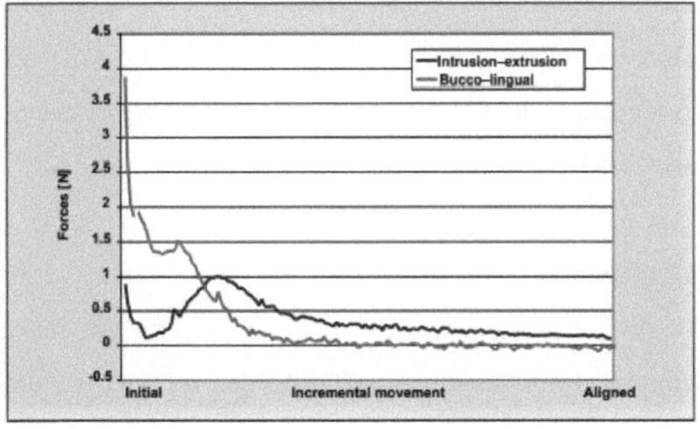

Fig.49 Variação da força durante o engate e alinhamento do incisivo lateral posicionado lingualmente mostrado na Fig.48

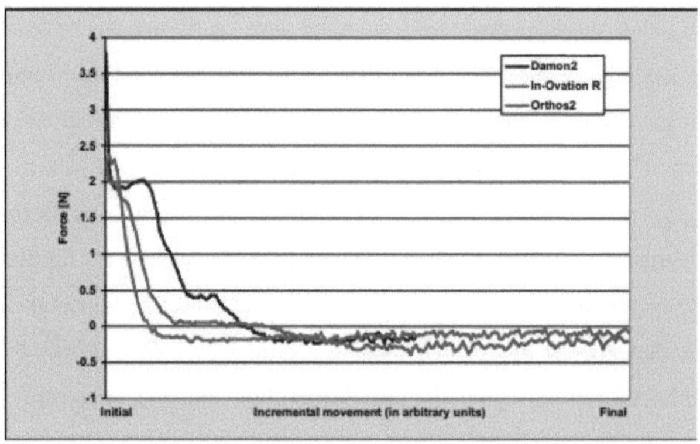

Fig.50 Variação da força durante o engate e alinhamento do incisivo lateral posicionado lingualmente, mostrado na Fig. 48, na direção buco-lingual, com braquetes autoligáveis convencionais, activos e passivos.

Os dados de momentos obtidos com os três braquetes nos dentes selecionados verificam o efeito da direção do movimento na modificação das cargas e momentos nos dentes. Enquanto há uma tendência de os braquetes autoligáveis apresentarem diminuição dos momentos no eixo vertical para os três dentes, as classificações dos momentos exercidos por cada aparelho são modificadas e, em alguns casos, quase invertidas quando a direção é alterada para buco-lingual. Essa variação deve ser atribuída à rigidez do componente de fechamento do slot, que, quando não é rígido, relaxa, diminuindo a força aplicada sobre o dente. Enquanto algumas das diferenças estatísticas entre os valores podem não ter significado clínico, para alguns movimentos essas diferenças são excessivamente altas. Por exemplo, o braquete Damon2 gera um momento do incisivo lateral apinhado da ordem dos 20 N mm, quando o aparelho convencional apresenta cerca de metade desse valor para o mesmo dente. Pelo contrário, nos casos em que o braquete convencional apresenta momentos mais elevados do que os aparelhos autoligáveis, como no caso do canino no eixo vertical, os valores absolutos dos momentos são muito inferiores aos máximos correspondentes para os braquetes autoligáveis, ou seja, 6,5 vs 19,5 N mm. A Fig. 51 mostra os valores absolutos (sem indicação de direção) dos momentos gerados no eixo vertical (My) e no eixo buco-lingual (Mx - momento de inclinação mesio-distal).

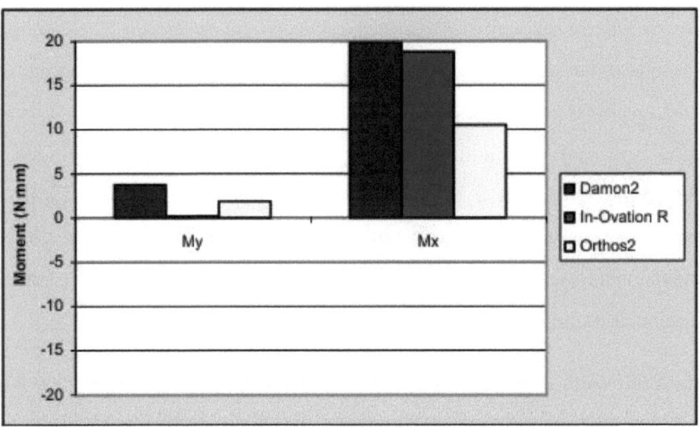

Fig.51 Momentos absolutos médios desenvolvidos na posição do incisivo lateral durante o encaixe de um fio nas ranhuras dos braquetes convencionais e autoligados na direção vertical (My) e vestíbulo-lingual (Mx - inclinação mésio-distal). Note-se a variabilidade dos momentos na direção vertical e buco-lingual, e os valores mais elevados de momentos gerados pelo Damon2 em ambas as direcções.

A redução dos níveis de força em certas direcções para os braquetes autoligáveis pode ser atribuída à maior folga dos fios na ranhura e à ausência de obstáculos resultantes do contacto de uma ligadura elastomérica fora das asas. Variações no desenho do mecanismo de fechamento dos braquetes autoligáveis (passivo vs ativo) podem afetar a força gerada pelo braquete deslocado. A parede rígida do slot vestibular do braquete Damon2 pode ser um fator limitante, que não permite o movimento do fio quando o braquete é colocado lingualmente e o fio entra em contato com a parede externa do slot. Em contraste, o clipe elasticamente deformado do braquete In-Ovation R oferece flexibilidade quando o fio é pressionado contra o clipe vestibular. Os braquetes convencionais não possuem esta quarta parede. Adicionalmente, as alterações de envelhecimento do clip dos braquetes autoligáveis ativos, que ocorrem durante o curso do tratamento ortodôntico, podem modificar as forças geradas durante o encaixe do fio[89]

Os resultados do presente estudo implicam que a distância entre braquetes, por si só, não é um fator de previsão confiável da magnitude da força durante o encaixe do fio. Isso é claramente ilustrado nos resultados encontrados para o braquete com a menor largura (Damon2); isso mostrou níveis de força que foram menores em certas combinações de dentes e direção de movimento, e maiores em outras, implicando que o efeito do modo de ligação prevalece sobre a distância interbraquetes.

As possíveis diferenças entre os valores relatados nesse estudo e os de pesquisas anteriores que examinaram braquetes autoligáveis devem ser atribuídas, entre outras influências menores, principalmente aos diferentes tipos de mecanismos de fechamento observados nos aparelhos autoligáveis, às diferentes larguras dos braquetes e às diferentes folgas entre slot e fio do braquete. A configuração do presente modelo experimental examinou as forças em um arco mandibular de dez dentes, em contraste com o engajamento de um único dente[95,96] em abordagens semelhantes; um fato que pode diferenciar muito as forças desenvolvidas

A literatura relevante lista um pequeno número de estudos que examinam a magnitude das forças desenvolvidas durante o encaixe do fio no slot de braquetes convencionais e autoligáveis. Um número ainda menor de estudos apresenta uma configuração que envolve o registo de forças em múltiplas regiões da arcada dentária nas coroas dos dentes e não nas cargas do fio. Uma investigação desse tipo foi relatada por Kasuya et al.[97] , que mediram os níveis de força correspondentes à porção de descarga da curva dos fios do arco durante a deflexão de primeira ordem de vários modos de ligadura em braquetes de incisivos inferiores montados em vigas metálicas, onde foi utilizado um fio de níquel-titânio de 0,016″ e uma deflexão máxima de 1500 µm. Foi relatado que a ligação com elastómeros gerou cargas mais elevadas em comparação com a auto-ligação passiva. No entanto, os materiais e a metodologia incluídos na sua investigação são muito diferentes da metodologia utilizada na presente investigação e, na sua essência, não têm relevância clínica. Pelo contrário, outros[98] , utilizando uma configuração experimental semelhante à utilizada no estudo dos autores, incorporando uma caixa completa de braquetes e fio de níquel-titânio 0,014", encontraram maior variabilidade entre os diferentes braquetes no que diz respeito às forças de descarga. Além disso, em áreas específicas da arcada, as forças de descarga registradas foram maiores para os braquetes autoligáveis passivos.

FORÇAS GERADAS POR BRAQUETES CONVENCIONAIS E AUTOLIGÁVEIS DURANTE A SIMULAÇÃO DE INTRUSÃO-EXTRUSÃO E CORRECÇÃO BUCO-LINGUAL

Esta secção vai um pouco mais longe na avaliação da força gerada pelo encaixe do fio na ranhura do bracket, na medida em que resume a evidência de um estudo[99] que estimou os níveis de força em função do deslocamento em duas direcções, ou seja, as forças buco-linguais e de intrusão-extrusão, correspondentes ao movimento de entrada-saída e de subida-descida dos dentes.

As forças foram registadas depois de um fio Damon archform 0,014 × 0,025 de cobre-níquel-titânio ter sido atado nos brackets colados a um modelo construído de um paciente nas fases finais de alinhamento do tratamento. A gama específica de deslocamento utilizada na experiência foi confinada a 2 mm na dimensão vertical e 1 mm na direção de dentro para fora, porque no momento da inserção do fio, espera-se que o nivelamento inicial e o alinhamento tenham provavelmente eliminado a variação na orientação espacial da coroa em relação ao arco.

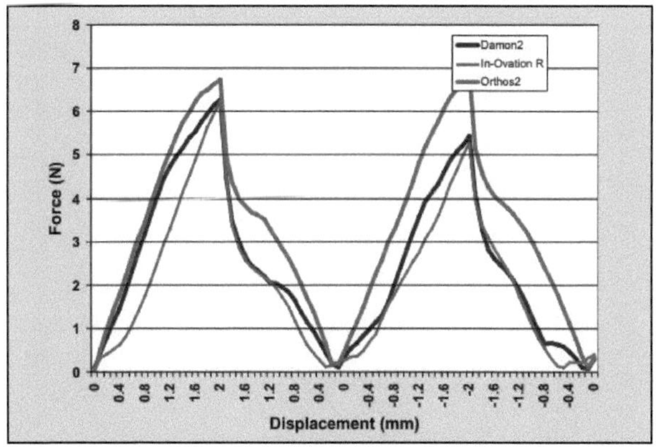

Fig.52 Variação da força média por incremento de deslocamento na direção intrusão-extrusão

No geral, os resultados mostram curvas força/deflexão semelhantes, que parecem ser dominadas pelas caraterísticas do fio. No movimento de intrusão-extrusão (Fig. 52), a direção do deslocamento não afeta o nível de força exercido por nenhum dos sistemas de braquetes testados, provavelmente devido à irrelevância do desenho do braquete com as forças geradas; estas são aplicadas nas paredes incisal e gengival do slot, que não mostram uma variação notável entre os três braquetes testados. Neste modelo, os braquetes autoligáveis parecem exercer forças menores (5,7, 5,8 N) em comparação com os braquetes com ligadura convencional (6,7 N). Esta queda nos níveis de força pode ser atribuída ao aumento da folga dos fios no slot e à ausência de obstáculos decorrentes do contacto de uma ligadura elastomérica fora das asas. A diferença, no entanto, representa 1N ou 20% da observada com braquetes autoligáveis e, portanto, o significado clínico dessa observação requer maior investigação.

No modelo vestíbulo-lingual, entretanto, fatores adicionais podem governar a aplicação de força pelo fio engastado (Fig. 53). Variações no desenho do mecanismo de fechamento dos dois braquetes autoligáveis podem afetar a força gerada pelo braquete deslocado, porque a direção da força no movimento lingual do braquete coincide com a seção complacente do slot do braquete. Neste modelo, o braquete autoligável ativo apresentou uma redução de quase 40% na magnitude da força em comparação com os outros braquetes. Esta resposta favorável foi eliminada quando a direção do deslocamento foi revertida para o movimento vestibular (para fora). Nesta direção, o papel do segmento de fecho da ranhura nos braquetes autoligáveis não tem importância porque o fio é pressionado contra a parede rígida da ranhura lingual.

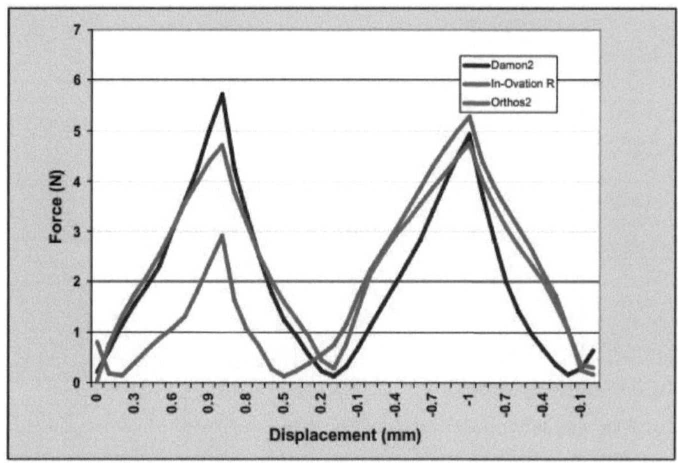

Fig.53 Variação da força média por incremento de deslocamento na direção buco-lingual

A magnitude da força desenvolvida durante o engate também pode variar em função do número de dentes ligados nos segmentos proximal e distal da arcada[88] . Esse efeito decorre do aumento da rigidez do complexo fio-braquete associado à presença de muitas unidades dentárias incorporadas à mecanoterapia.

MOMENTOS GERADOS DURANTE A CORRECÇÃO ROTACIONAL SIMULADA COM BRAQUETES AUTOLIGÁVEIS E CONVENCIONAIS

A correção da variação axial dos dentes requer um momento aplicado ao braquete para iniciar um movimento rotacional. A largura do braquete pode afetar o desenvolvimento do momento durante as rotações axiais, uma vez que o momento do par rotativo é igual à força de ligação aplicada multiplicada pela largura efectiva da fixação, pelo que os aparelhos mais largos, em geral, produzem momentos mais elevados .[91,92]

Os momentos produzidos durante a correção rotacional simulada de diferentes sistemas de braquetes foram avaliados em um estudo subsequente[100] . Como relatado anteriormente, um arco Damon 0,014 × 0,025 de cobre-níquel-titânio foi utilizado no modelo mandibular de acrílico alinhado. O intervalo específico de deslocamento utilizado na experiência foi confinado a um intervalo de 0º a 5º na direção mesial e de 0º a 5º na direção distal, porque, no momento da inserção do fio, espera-se que o nivelamento e alinhamento iniciais tenham provavelmente eliminado a variação na orientação espacial da coroa em relação à forma do arco.

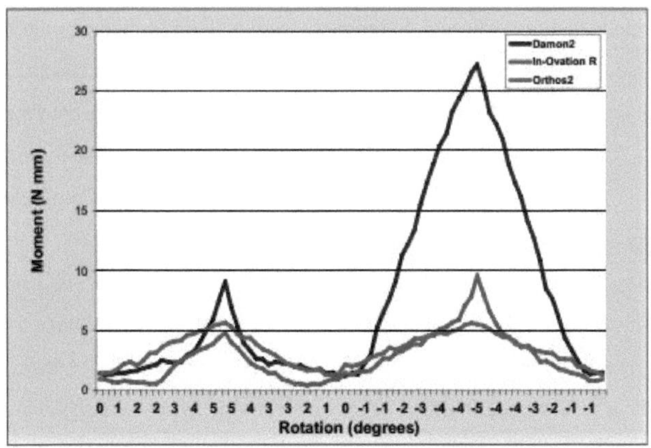

Fig.54 Variação da magnitude da força por incremento de rotação.

Os valores mais altos para os braquetes Damon2 (Fig. 54); especificamente, os momentos desenvolvidos foram mais de 100% maiores em relação aos seus homólogos neste estudo. Além disso, a maior magnitude dos momentos desenvolvidos foi na direção oposta ao maior número de dentes encaixados no arco. Além disso, verificou-se que a direção de rotação do pré-molar (distal ou mesial), que foi utilizada como modelo, exerceu um efeito significativo na magnitude dos momentos gerados. Isso pode ser atribuído ao número de dentes incorporados na mecanoterapia, mesialmente ou distalmente à localização do arco onde o sensor foi inserido .[96]

O aumento da magnitude dos momentos formados pelo suporte Damon2 pode ser atribuído à rigidez do componente de fecho da ranhura, que limita o espaço disponível para o fio se mover e dissipar alguma da energia fornecida no engate. Embora esta parede da ranhura permita um maior jogo quando são inseridos fios de pequeno diâmetro na ranhura, a sua rigidez e falta de deformabilidade resultam em cargas mais elevadas desenvolvidas durante o engate retangular do fio. Isto contrasta com o caso do braquete In-Ovation R, que possui um clip deformado elasticamente, que é compatível, permitindo um maior movimento para fora do fio a partir da parte inferior do slot. O mesmo ocorre com os braquetes convencionais, devido à deformação das ligaduras elastoméricas, que apresentam maior relaxamento em comparação com o clipe do braquete In-Ovation R. Embora este estudo tenha examinado a magnitude máxima dos momentos desenvolvidos durante a rotação aplicada de 5°, nenhuma informação pode ser revelada quanto à eficácia do braquete para aplicar um momento derotatonal estável. Esta preocupação é particularmente relevante para os módulos elastoméricos, uma vez que se verificou que estes elastómeros à base de poliuretano perdem aproximadamente 50% da força aplicada nas primeiras 24 horas numa configuração in vitro[101] . Espera-se uma maior degradação no ambiente oral devido à gravidade das condições existentes na presença de flutuações de pH, variações de temperatura, ação enzimática e carga mecânica. Assim, a sua utilização como meio de ligação no movimento rotacional tem sido questionada e foram sugeridas ligaduras de aço inoxidável para um envolvimento mais eficiente e consistente. No entanto, a ligadura convencional oferece a vantagem de modular a extensão da ligadura utilizando elastómeros em configurações em forma de oito, ou utilizando ligaduras de aço inoxidável com diferentes graus de força de ligação. No entanto, a utilização destas últimas está associada ao desenvolvimento de momentos mais elevados, que podem exceder a gama biológica.[98]

O braquete In-Ovation R apresentou valores mais altos na rotação distal em comparação com o convencional; no entanto, essa diferença foi eliminada quando a direção foi definida como a de mais dentes encaixados ou menor distância interbraquetes. Esse comportamento pode ser atribuído aos limites de deslocamento do grampo, determinados pelas bordas externas da asa do braquete e pelas propriedades do grampo. O grampo responde imediatamente a baixas cargas mostrando um carácter complacente, mas quando a deformação do mecanismo de fecho excede um certo valor, torna-se mais rígido para evitar o movimento vestibular do fio.

CONSISTÊNCIA NA FORÇA DE LIGAÇÃO COM BRAQUETES AUTOLIGÁVEIS ACTIVOS AO LONGO DO TRATAMENTO

A variabilidade da rigidez do grampo em braquetes autoligáveis activos pode afetar negativamente a consistência no encaixe dos braquetes. Foi demonstrado que o ambiente oral impõe um perfil de envelhecimento severo nas propriedades mecânicas e na conformação da superfície de uma vasta gama de materiais, desde ligas a polímeros e cerâmicas, o que pode afetar negativamente o mecanismo de ligação[103]

O quarto estudo[89] investigou o efeito da exposição intra-oral na alteração da rigidez do mecanismo de ligação dos braquetes, o que pode resultar numa perda de força de engate ao longo do tempo. A questão fundamental era a capacidade dos braquetes autoligáveis ativos exercerem força consistente no fio ligado durante todo o período de tratamento. Embora esta seja uma questão clínica básica, o desenho para estudar este parâmetro é biomecanicamente complexo e depende da estimativa da rigidez do grampo e da sua variação com o tempo. Os dois braquetes autoligáveis activos incluídos neste estudo foram o SPEED (Strite Industries) e o In-Ovation R.

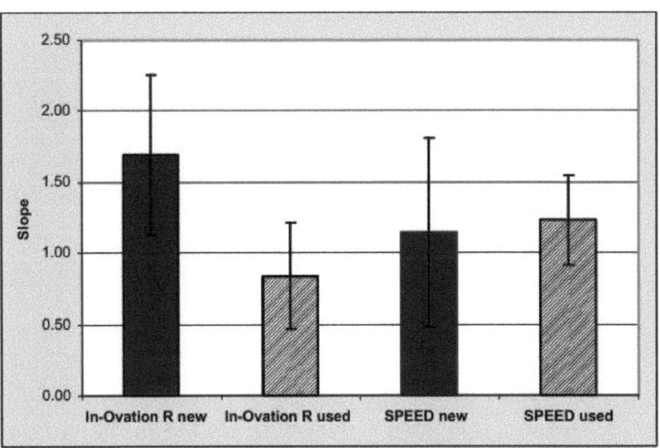

Fig.55 Rigidez média de dois braquetes autoligáveis activos antes e após 18 meses de utilização.

Isto sugere que os clips de ambos os tipos de suporte não foram deformados plasticamente. No entanto, o clipe ativo de um suporte apresentou um efeito de envelhecimento significativo, produzindo uma alteração da rigidez média em mais de 50% (Fig.55). Assim, o desempenho e o envelhecimento dos clips de níquel-titânio dependem significativamente da composição da liga e das transformações de fase associadas.

A relevância clínica dos achados pode estar relacionada à incapacidade do grampo relaxado de aplicar forças devido ao envelhecimento, que pode ter sido imposto pela carga mecânica e pelas condições ambientais. Como resultado, o encaixe inadequado do fio na ranhura do braquete pode surgir nas últimas fases do tratamento, quando os fios rectangulares são inseridos, com resultados indesejáveis nos esquemas de mecanoterapia associados. A avaliação do impacto dessas alterações requer estudos clínicos comparativos que investiguem o desempenho clínico desses aparelhos.

MECÂNICA DE TRATAMENTO COM BRACKETS AUTOLIGÁVEIS

Se as origens do braquete autoligado residem no desejo de simplificar a complexidade da ligadura com fio, esta vantagem foi até certo ponto diminuída pelo advento da ligadura elastomérica. A ligadura elastomérica foi, no entanto, em muitos aspectos, um passo retrógrado na tecnologia de ligadura. Frequentemente, não atingia o encaixe total do bracket, particularmente em dentes deslocados, tinha maior fricção do que as ligaduras de fio e absorvia fluidos orais com o tempo, resultando na perda de propriedades elásticas, descoloração, instabilidade dimensional e de cor e acumulação de placa bacteriana. No entanto, a sua colocação e remoção era menos demorada do que as ligaduras de fio e os pacientes gostavam da possibilidade de personalizar o aspeto dos aparelhos fixos selecionando ligaduras de cores diferentes .[101]

Os utilizadores de aparelhos autoligáveis notaram que o movimento dentário parecia ser mais rápido do que com aparelhos que utilizam ligadura convencional e este facto, bem como a facilidade de ligadura, impulsionou o desenvolvimento e a popularidade dos sistemas de braquetes autoligáveis. O encaixe total do fio no slot do braquete é um princípio importante do tratamento com aparelhos edgewise; os braquetes autoligáveis demonstram uma superioridade convincente sobre a ligadura convencional nesse aspeto .[87]

As principais vantagens dos braquetes autoligáveis são

- Simplicidade de aprisionamento e libertação do fio

- Aprisionamento total do arco em todos os momentos

- Redução do atrito de deslizamento

FILOSOFIAS DE DIAGNÓSTICO

RAZÕES PARA A EXTRACÇÃO DE DENTES

À medida que os sistemas de aparelhos ortodônticos evoluíram de aparelhos removíveis pouco sofisticados para exemplos altamente complexos e intrincados de microengenharia, o diagnóstico ortodôntico também mudou. A extração de dentes é um exemplo interessante. As razões para a extração de dentes permanentes em ortodontia são as seguintes:

- Biomecânica

  - Para criar espaço para o alinhamento dos dentes
  - Para permitir um aumento da sobremordida
  - Para reduzir um overjet

- Alteração da aparência facial

  - Para evitar um aumento da plenitude dos lábios após o tratamento
  - Para reduzir a plenitude dos lábios

- Obtenção de estabilidade

  - Para colocar os dentes numa posição que aumente a estabilidade do resultado pós-tratamento

- Patologia

  - Cáries grosseiras
  - Doença periodontal
  - Dentes ectópicos cuja posição não pode ser corrigida ortodonticamente

A extração dentária, para além de ser algo que não agrada aos pacientes, tem potencialmente várias sequelas mecânicas adversas para as quais é necessária uma mecânica compensatória:

- Aumento da sobremordida

- Inclinação do dente lingual

- A necessidade de encerramento do espaço

- Derrubada nos locais de extração

- Rotação para locais de extração

- Dificuldade de controlo da ancoragem

Berger[105] resume a filosofia de tratamento do Dr. Hanson para o aparelho SPEED da seguinte forma:

- Tentar tratar sem extracções todos os casos que pareçam ter o potencial necessário

- Se os objectivos do tratamento não puderem ser alcançados sem extracções, extrair os segundos bicúspides para minimizar qualquer tendência para uma redução pouco atractiva da proeminência da dentição.

- Utilizar aparelhos funcionais preliminares para alterar favoravelmente os padrões de crescimento dos maxilares sempre que tal seja desejável e exequível.

- Utilizar mecanismos de distalização intra-orais em vez de arnês quando as condições o permitirem.

- Intrusão de dentes anteriores superiores em pacientes que apresentam muito tecido gengival

- Corrigir as rotações dos dentes para o alinhamento ideal sem qualquer sobrecorrecção e confiar na remodelação interproximal e nas fibrotomias supracrestais circunferenciais para melhorar a retenção

- Sobrecorrecção das relações dos segmentos vestibulares de classe II ou classe III em que se prevê uma forte tendência para a recidiva

Embora Berger[105] atribua a viabilidade desta filosofia de tratamento à capacidade de resposta do braquete SPEED a forças leves, devido à energia armazenada no grampo super elástico de níquel-titânio durante a deflexão do fio, uma contribuição substancial para a eficiência do braquete pode vir do fato de que o fio está sempre preso dentro do slot do braquete e das caraterísticas de baixa fricção do braquete autoligável ativo.

As forças leves são consideradas vantajosas tanto do ponto de vista fisiológico quanto mecânico. Fisiologicamente, elas permitem que o movimento dentário ocorra com o mínimo de força, possivelmente reduzindo os riscos de reabsorção radicular e perfuração da placa cortical. Mecanicamente, pode-se pensar que forças leves minimizam a necessidade de ancoragem[106] , embora Southard et al.[107] , usando um modelo matemático, tenham descartado essa sugestão. O que realmente acontece in vivo não está resolvido e requer mais investigação. Para além disso, as forças de ligadura ligeiras podem permitir que as forças dos tecidos moles contribuam para o movimento dentário, para o desenvolvimento da forma da arcada ou para fornecer ancoragem.

Estes conceitos são semelhantes aos defendidos pelo Dr. Dwight Damon[108] para o aparelho Damon System, cuja filosofia de tratamento pode ser resumida da seguinte forma:

- O tratamento deve ser planeado para otimizar a aparência facial à medida que a maturação e o envelhecimento ocorrem

- Tratamento sem extração sempre que biologicamente possível e compatível com os objectivos do tratamento dentário e facial

- Utilizar forças leves, num aparelho em que a transmissão direta da energia do fio para o bracket possa ser conseguida sem modificação ou absorção por ligaduras, de modo a movimentar os dentes com adaptação do osso alveolar, assegurando que as forças ortodônticas não impedem o fornecimento de sangue no periodonto.

- Utilizar aparelhos funcionais para obter uma correção antero-posterior das más oclusões de classe II

- Não utilizar aparelhos de expansão rápida do palato ou arnês

- Utilizar a musculatura oral para ajudar na correção da má oclusão:

  - Permitir que os músculos orbicularis oris e mentalis proporcionem um efeito de "para-choques labial" que minimiza o movimento anterior dos incisivos durante o tratamento sem extração
  - Expansão dos segmentos vestibulares posteriores com fios de arco leves, permitindo assim que a posição da língua se eleve e se mova para a frente, produzindo um novo equilíbrio de forças entre ela e os músculos faciais

A realidade é que, hoje em dia, raramente é necessário extrair dentes apenas para obter o alinhamento, devido à sofisticação dos aparelhos autoligáveis modernos, que permitem que as forças do fio sejam transmitidas diretamente aos dentes, sem modificação, modulação ou absorção por ligaduras elastoméricas. Isso não acontecia com os aparelhos ortodônticos primitivos, como os aparelhos removíveis ou os primeiros aparelhos fixos de meio século atrás, em que a extração de dentes era necessária para proporcionar espaço suficiente para o alinhamento dos dentes.

Isso, por sua vez, gera dúvidas sobre a definição de apinhamento, que é tradicionalmente conceituado como uma incompatibilidade de tamanho entre os dentes alinhados em uma arcada ideal e a capacidade do osso dentoalveolar de acomodá-los. Fundamental para este conceito é a ideia de que o apinhamento é um estado permanente que só pode ser aliviado pela extração dos dentes permanentes. Assim sendo, a mesma arcada dentária não deveria poder existir sequencialmente no estado apinhado e não apinhado; no entanto, é agora claro que isso é possível. Talvez seja a hora da especialidade ortodôntica refletir sobre a necessidade de taxas de extração em ortodontia que variam de 80% a 10%. Uma auditoria[109] no sul de Inglaterra identificou um decréscimo constante nas taxas de extração ao longo dos últimos 5 anos, de 60% para o seu nível atual de 40%; não se pensa que isto seja diferente do resto da prática no Reino Unido. A prática de remover tecido saudável do corpo é uma prática que a maioria das especialidades cirúrgicas descartou; a coorte de pacientes ortodônticos adolescentes atualmente em tratamento nos países desenvolvidos provavelmente viverá até aos oitenta, noventa e centenas de anos e pode muito bem precisar dos dentes saudáveis cuja remoção foi prescrita por um ortodontista bem-intencionado.

O EFEITO DO TRATAMENTO ORTODÔNTICO NA APARÊNCIA FACIAL

O efeito do tratamento ortodôntico, e em particular do tratamento com ou sem extração, no perfil facial e na aparência facial frontal tem sido debatido durante um período de tempo considerável. A maior atenção tem sido dada aos efeitos sobre o perfil facial. Embora tenham sido reivindicados efeitos para os efeitos da extração dentária na aparência facial frontal, estes estão pouco documentados. Relativamente ao perfil facial, as seguintes afirmações variam entre o comprovado e o anedótico:

- Os dentes dão apoio aos lábios superior e inferior

- O ângulo nasolabial é menos importante do que a inclinação do lábio superior em relação a uma verdadeira vertical - o labrale superioris deve estar anterior à columela para assegurar uma inclinação para a frente do lábio superior para uma estética óptima do lábio superior.

- Pode ocorrer uma proclinação dentária substancial com pouco efeito no perfil facial (como na correção da má oclusão de classe II divisão II).

Estas alterações podem estar correlacionadas com um movimento dentário anterior modesto.

- Os perfis faciais dos pacientes com bom tónus muscular (como as más oclusões de classe II divisão II) são menos afectados pelo aumento da proclinação dentária ou pelo movimento dentário anterior do que os pacientes com musculatura frouxa.

- Os efeitos do tratamento sem extração em relação ao aumento da plenitude dos lábios são imprevisíveis devido à dificuldade em:

  - Avaliação do tónus muscular
  - A quantidade de expansão posterior que pode ocorrer - quanto maior for a expansão posterior, menor será o movimento anterior dos incisivos

- O crescimento e a maturação faciais durante a adolescência irão contrariar o ligeiro excesso de volume do perfil no final do tratamento ortodôntico ativo devido à projeção para a frente da ponta nasal e do queixo.

- As extracções têm um efeito negativo qualitativo previsível na plenitude dos lábios se a mecânica for concebida para otimizar a retração e a retroinclinação dos dentes.

- As populações com bases apicais curtas e uma tendência para a proclinação bimaxilar e perfis faciais convexos terão taxas de extração mais elevadas do que as populações com faces mais planas (como as populações do sul da China)

A consequência destes factos, hipóteses e anedotas é que é difícil prever o efeito do tratamento sem extração no perfil facial até que o alinhamento dos dentes tenha ocorrido. Por outro lado, a extração dentária tem um efeito previsível no perfil facial e, por isso, as decisões de extração destinadas a reduzir a plenitude do perfil facial podem ser tomadas no início do tratamento.

BIOMECÂNICA CLÍNICA

TIPOS DE DESLOCAÇÃO DENTÁRIA

Charles Tweed[112] descreveu as dobras dentárias de primeira, segunda e terceira ordens como um método para obter movimentos dentários sequenciais detalhados nas fases finais do tratamento ortodôntico com o aparelho edgewise. Em geral, o alinhamento (correção de primeira ordem) era obtido antes da correção da angulação (correção de segunda ordem), e a obtenção da inclinação ideal (correção de terceira ordem) pelo uso do torque era um dos aspectos finais do tratamento. Larry Andrews[113] , com a introdução do aparelho de fio reto, acrescentou uma quarta dimensão, a da rotação (para molares) ou contra-rotação (para molares, pré-molares e caninos). A contra-rotação contraria a tendência de um dente rodar para o espaço de extração durante o encerramento do espaço em casos de extração e é uma consequência da falta de controlo manifestada pelos aparelhos convencionais ligados. Os aparelhos autoligados possuem rotação embutida nos molares para posicionar corretamente esses dentes em relação à linha da arcada; no entanto, a contra-rotação é desnecessária e artefatual, devido ao encaixe total do fio dentro do slot em todos os momentos.

A classificação sequencial da movimentação dentária de Tweed ([112]) não só é incompleta, pois não descreve todos os movimentos dentários possíveis, como também o advento dos aparelhos pré-ajustados edgewise e dos fios de níquel-titânio significa que a correção de in-out, rotação, up-down (nivelamento de dentes individuais) e inclinação podem ocorrer simultaneamente nos estágios iniciais do tratamento. De facto, um dos primeiros movimentos dentários a ocorrer é a abertura de espaço para permitir a correção de primeira ordem de dentes deslocados ou rodados, pelo que se pode argumentar que o movimento de segunda ordem ocorre antes do movimento de primeira ordem. Portanto, é hora de avançar a partir da classificação seminal, mas datada, de Tweed.

É útil dividir o movimento dentário em movimento de dentes individuais e movimento de segmentos de dentes (ou vários dentes juntos). Embora a descrição do movimento dentário seja a mesma para ambos, a biomecânica usada para produzir os movimentos dentários é diferente; por exemplo, a biomecânica usada para produzir a intrusão de um único dente é diferente daquela projetada para efetuar a redução da sobremordida.

Movimentação individual de dentes

O movimento de um dente individual pode ser descrito por uma combinação de seis parâmetros. Olhando para um dente a partir da sua superfície vestibular ou labial, considere o plano oclusal como representando o eixo x, uma linha vertical perpendicular ao plano oclusal que atravessa a coroa clínica como representando o eixo y e um eixo z que corre no sentido vestíbulo-lingual em ângulo reto com os outros dois eixos. O dente pode mover-se corporalmente ao longo dos eixos ou rodar em torno deles:

- Eixo X

- Eixo Y

- Eixo Z

O dente pode efetuar qualquer um destes movimentos isoladamente ou todos os seis em combinação. Os movimentos de rotação estão alinhados axialmente e não radialmente em relação a cada eixo

Deslocação de vários dentes

A classificação acima do movimento dentário funciona bem para dentes individuais, mas é menos satisfatória para o movimento de vários dentes ao mesmo tempo. Estes podem ser novamente classificados da seguinte forma, utilizando um sistema de eixos x, y e z:

- Movimento dos dentes à volta do perímetro da arcada - abertura e fecho de espaços

- Movimento transversal - expansão ou contração do arco

- Movimento anteroposterior - correção de uma relação de segmento vestibular de classe II ou classe III

- Movimento dentário vertical - intrusão ou extrusão de segmentosdentários anteriores ou posteriores

Eixo	Ordem de deslocação dos dentes	Tradução	Rotação
eixo x	Segunda ordem	Abertura de espaço Encerramento do espaço	Angulação
eixo z	Primeira ordem	Movimento bucal ou labial Movimento lingual ou palatal	Rotação/Derotação
eixo y	Terceira ordem	Intrusão Extrusão	Inclinação

APARELHOS TOTALMENTE COLADOS

A migração de aparelhos com bandas para aparelhos totalmente colados facilitou a colocação de aparelhos fixos, que podem agora ser colocados numa única consulta em menos de 60 minutos. Uma vez que muitos sistemas autoligáveis minimizam ou eliminam a necessidade de auxiliares intra-orais, as bandas molares não são necessárias, reduzindo assim o custo e o inventário, bem como o tempo e as visitas necessárias para a colocação de aparelhos fixos. É essencial incorporar rotineiramente todos os dentes erupcionados no aparelho fixo. Diversos sistemas (3M Unitek SmartClip (3M Unitek, 3M Corporate Headquarters, 3M Center, St Paul, MN 55144-1000, EUA), Ormco Damon System (Ormco Corporation, 1717 West Collins, Orange, CA 92867, EUA)) desenvolveram tubos molares autoligáveis que permitem a colocação de arcos de trabalho que se estendem até aos segundos molares e a colocação de corretores fixos de classe II suportados por arcos, como o TP Flip-Lock Herbst (TP Orthodontics, Inc., 100 Centre Plaza, La Porte, EUA), 100 Centre Plaza, La Porte, IN 46350, EUA), muito mais fácil. Os segundos molares parcialmente erupcionados podem ser colados com mini-tubos que são colados apenas à cúspide mesial.

Ganchos

Os brackets e os tubos molares podem ter ganchos integrais ou ranhuras auxiliares no corpo do bracket que podem aceitar um gancho de encaixe ou outro tipo de auxiliar. O Damon 3MX, o GAC In-Ovation R e o bracket Strite Industries SPEED são alguns desses brackets que têm ranhuras auxiliares. O Ultradent Opal (Opal Orthodontics, Ultradent Products, Inc., 505. 10200 S., South Jordan, UT 84095, USA) é invulgar no facto de ter uma ranhura auxiliar para o fio. Ganchos drop-in são úteis para guiar elásticos ou para desenvolver interdigitação. Deve-se ter cuidado ao usar ganchos drop-in para tração de Classe II ou Classe III, pois a abertura inadvertida do braquete autoligado levará a uma perda de controle do dente; é preferível usar ganchos de arco para tração de Classe II ou Classe III.

VÃO ENTRE CONSOLAS

O espaço entre braquetes é um aspeto crucial da biomecânica, particularmente quando é muito curto, como quando há dentes severamente deslocados, ou quando é muito longo, como através de espaços de extração, na presença de dentes decíduos não colados ou entre os tubos do primeiro e segundo molar. A importância da distância entre braquetes é uma combinação da distância física e da rigidez do arco, ou seja, a distância entre braquetes entre o primeiro e o segundo molar é um problema com arcos iniciais de pequeno diâmetro (0,013″ ou 0,014″ de níquel-titânio), mas não quando são usados arcos redondos ou retangulares de grande diâmetro.

O intervalo normal entre braquetes é de 3-4 mm (entre incisivos inferiores) a 8-9 mm (entre incisivos centrais e laterais e entre primeiro e segundo molares). O espaço curto entre braquetes é mais frequentemente um problema no início do tratamento, quando é necessário encaixar dentes significativamente deslocados, o que pode reduzir o espaço entre braquetes para menos de 3 mm se for utilizado um braquete convencional. A solução para este problema é usar um gancho de tração como descrito no movimento do eixo x.

Os espaços entre braquetes são um problema entre o primeiro e o segundo molar, particularmente na arcada inferior, com arcos de 0,013″ ou 0,014″ e recomenda-se que os segundos molares não sejam normalmente encaixados até que os fios rectangulares de níquel-titânio sejam colocados - a exceção é quando o primeiro ou segundo molar está tão deslocado que não seria possível encaixar um arco de tamanho maior. No entanto, esta circunstância é muito rara. Embora o intervalo entre os braquetes do incisivo central superior e do incisivo lateral seja semelhante, isto raramente é um problema, em parte porque esta área da boca é menos suscetível a forças mastigatórias e porque o arco é suportado em ambos os lados.

Interbraquetes mais longos podem ocorrer quando dentes decíduos estão presentes; quando isso ocorre, o uso de um gancho de tração mais largo (Fig.56) fornece suporte ao arco e algum controle do dente decíduo sem o risco de acelerar a reabsorção radicular das raízes decíduas como resultado de força excessiva. Quando existem espaços de extração, embainhar o fio com um tubo de aço inoxidável macio pode proporcionar o apoio necessário.

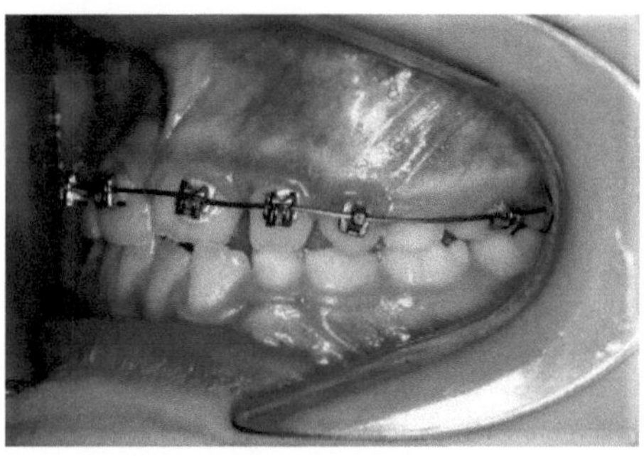

Fig.56 Ganchos de tração grossos são usados em dentes decíduos para suportar um fio de 0.014″ × 0.025″ desratizando o incisivo central superior esquerdo.

É difícil controlar o dente terminal do aparelho porque ele não é controlado por nenhum dos lados, mas apenas pela mesial. Por isso, é sensato aplicar tração no penúltimo dente para evitar rotações indesejadas do dente mais distal do aparelho.

FRICÇÃO

Embora exista um debate considerável sobre as vantagens e desvantagens relativas dos grampos activos e passivos no cenário clínico, ambos os desenhos de fecho dos grampos funcionam satisfatoriamente na prática clínica. Testes in vitro mostram que a autoligadura passiva[25] tem menor resistência ao deslizamento do que os aparelhos autoligáveis ativos, embora essa vantagem diminua quando ocorre a ligação entre o fio e o braquete. Na boca, a situação é muito mais complexa e a resistência ao atrito e a interação entre o fio e o braquete variam continuamente; modelos simplistas, como o sugerido por Southard et al.[107] , são provavelmente de aplicação limitada. Simplificando, o movimento do dente (ou de qualquer outro elemento) é facilitado quando se tem a menor resistência de atrito possível em todos os momentos; se for desejado parar o movimento, então a resistência de atrito deve ser aumentada.

Todos os movimentos dentários, com a possível exceção de pequenas alterações na inclinação, requerem um movimento relativo entre o bracket e o arco - daí a importância de reduzir o atrito ao mínimo, mantendo o controlo adequado da posição do dente.

EXCLUSÃO E EQUILÍBRIO

Da mesma forma que o atrito entre o fio e o braquete pode dificultar a movimentação dentária, a intercuspidação também pode. Existe um forte sentimento entre alguns defensores dos braquetes autoligáveis de que a desoclusão ou o equilíbrio são técnicas que podem facilitar tanto a movimentação dentária em si quanto a velocidade da movimentação dentária. A técnica de desoclusão não é nova, sendo utilizada rotineiramente para a correção de mordidas cruzadas anteriores com aparelhos removíveis. A desoclusão é definida como uma separação das superfícies oclusais dos dentes através da colocação de uma obstrução no espaço interoclusal em que um ou dois dentes ocluem. O alinhamento, a correção da mordida cruzada e a correção da sobressaliência podem ser facilitados pela desoclusão. A desoclusão pode ser conseguida utilizando turbos de mordida ou rampas de mordida colocadas anteriormente atrás dos incisivos superiores ou por almofadas compostas colocadas nos molares. A escolha do local depende do tipo de movimento dentário necessário. Estes podem ser feitos de compósito, usando dispositivos como MiniMolds (Ortho Arch Company Inc., 1185 Tower Road, Schaumburg, IL 60173, EUA), ou comprados em diferentes tamanhos (Opal Orthodontics, Ultra dent Products, Inc., 505. 10200 S., South Jordan, UT 84095, EUA) para acomodar vários tamanhos de overjet.

Equilibração é a obtenção de um plano oclusal equilibrado e suave através da adição e subsequente ajuste de adesivo às superfícies oclusais dos dentes posteriores, como mostra a Fig.57

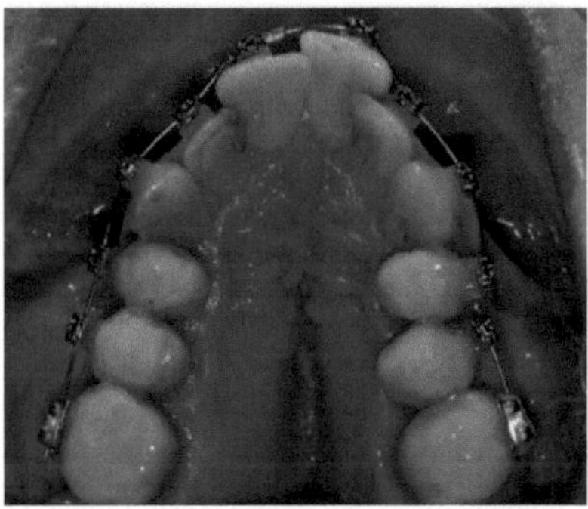

Fig.57 Equilibração dos primeiros molares superiores e dos biscuspídeos para facilitar a correção da mordida cruzada.

A exclusão é preferível à equilibração, uma vez que

- É mais simples

- Proporciona um menor contacto por fricção entre os dentes

A equilibração pode ser necessária quando a oclusão impede a utilização da desoclusão, por exemplo, quando é necessária a correção da mordida cruzada posterior e existe uma sobremordida reduzida que impossibilita a utilização de um turbo ou rampa de mordida, ou em casos com suporte periodontal reduzido[110] . É necessário quantificar os benefícios tanto da desoclusão como do equilíbrio.

COLOCAÇÃO DE ARCOS

A colocação do fio leva menos tempo com alguns braquetes autoligáveis do que com braquetes convencionais. Vários estudos demonstraram este facto, incluindo Berger e Byloff[111] que estudaram o bracket SPEED, Harradine[112] , que encontrou uma poupança de 24 segundos por arcada para a remoção e colocação dos fios, comparando os brackets Damon SL com a ligadura convencional e Turnbull e Birnie[113] que compararam os brackets Damon2 com a ligadura convencional e encontraram uma poupança de 76,8 segundos por arcada. Este último achado representa uma economia de tempo de 12,8% numa visita de ajuste de 20 minutos em que ambos os arcos foram trocados. Este estudo também sub-categorizou por tipo de material e tamanho do fio e demonstrou que a diferença no tempo para a colocação do fio tornou-se mais significativa para tamanhos maiores de fio em favor do braquete autoligado.

As gerações posteriores de brackets autoligáveis tornaram-se muito mais fáceis de abrir e fechar, sendo que muitos fecham simplesmente com a pressão dos dedos. A abertura requer uma ferramenta fácil de usar. Seria de esperar que, se os estudos acima fossem repetidos, a atual geração de brackets autoligáveis mostraria uma maior poupança de tempo

Localização do fio

Uma das vantagens dos braquetes autoligáveis é a redução do atrito em relação aos braquetes com ligadura convencional. No entanto, esta redução na resistência ao atrito traz problemas. Enquanto os braquetes com ligadura convencional têm resistência de atrito suficiente, devido às ligaduras elastoméricas, para evitar que o fio gire para a esquerda ou para a direita, os braquetes autoligáveis, como o aparelho de Begg, têm atrito tão baixo que, a menos que sejam tomadas medidas para localizar positivamente o fio e evitar que ele se mova através dos braquetes, isso se torna uma causa significativa de visitas não programadas. Mesmo uma pequena projeção do fio através do tubo terminal pode causar um desconforto significativo, pelo que normalmente são necessárias duas paragens para obter uma localização positiva do fio. As técnicas disponíveis são:

- A utilização de batentes de aço inoxidável macio crimpáveis. Esta é a técnica mais popular e muitos arcos vêm com batentes já colocados. Estes batentes podem ser colocados distalmente aos caninos para manter a consolidação dos segmentos vestibulares (Fig.58), ou mesialmente aos segundos molares em casos de extração de primeiros molares para prevenir o movimento mesial destes dentes enquanto o alinhamento anterior tem lugar.

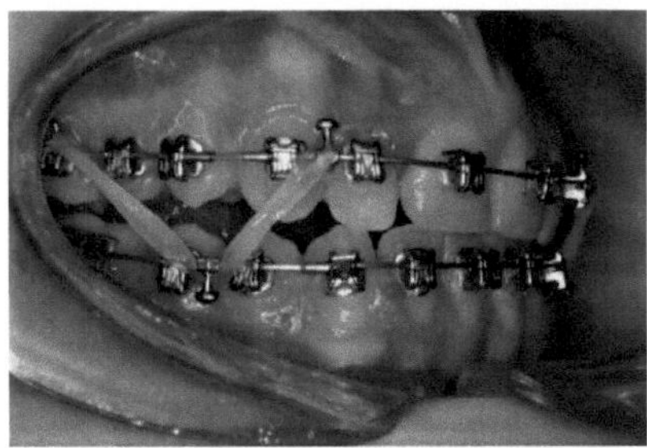

Fig.58 Os batentes macios de aço inoxidável no fio inferior foram colocados distalmente aos caninos inferiores para evitar a abertura de espaço no segmento anterior inferior. Na arcada superior, os batentes foram colocados mesialmente e distalmente no primeiro espaço interbraquetes bicúspide-cúspide. Ganchos crimpados estão sendo usados para localizar elásticos posteriores em V para fechar a mordida aberta lateral

- A utilização de batentes de compósito. Estes não são tão eficazes como os batentes de aço inoxidável, uma vez que não agarram o fio tão bem como os batentes de aço inoxidável macio:

    - Quando são utilizados stops, sugere-se que estes sejam colocados na região do pré-molar superior direito na arcada superior e na linha média na arcada inferior. Quando existe apinhamento, estes batentes devem ser colocados o mais longe possível do apinhamento.

- Dobras do fio de arco. As dobras colocadas no fio impedem a rotação, desde que sejam suficientemente grandes para não deslizarem para dentro do bracket e sejam colocadas suficientemente perto dos brackets para impedir a rotação; normalmente são necessárias duas dobras. Um caso particular são os arcos com covinhas fornecidos pelos fabricantes. Estes são fornecidos quando são utilizados fios de níquel-titânio ou titânio-molibdénio com curva inversa, embora sejam estritamente necessários apenas quando o fio não é moldável. O tamanho da covinha raramente é suficientemente exato para impedir qualquer movimento lateral do fio, sem o qual o paciente pode sentir desconforto nas extremidades do fio. As covinhas podem penetrar na ranhura e causar alterações indesejáveis na angulação ou inclinação, pelo que constituem uma solução especial e não universal

- Ganchos de arcos pré-postados (preposted) ou crimpáveis. Apenas possível quando são utilizados arcos de trabalho, os arcos pré-postados são a forma mais eficaz de localizar os arcos inoxidáveis, particularmente quando são utilizados elásticos ou corretores fixos de classe II. Os ganchos crimpáveis são um método mais caro e menos seguro de fixar os ganchos ao arco e só devem ser usados quando não for possível usar o fio pré-postado porque:

- Os ganchos não podem ser soldados ao fio, por exemplo, quando são utilizados fios de titânio-molibdénio
- O tamanho de fio pretendido não é fabricado com ganchos pré-colocados
- A distância entre os postes pré-soldados corresponde ao espaço disponível entre os suportes

ARQUIVO

A forma de arco recomendada varia de aparelho para aparelho. No entanto, a literatura sobre a forma da arcada é bastante escassa e ainda mais escassa sobre os aparelhos autoligáveis e a forma da arcada. Há evidências de que os casos sem extração terminam o tratamento com arcadas mais largas do que os casos com extração[114] e que essa mudança é mantida após a retenção.[115]

De todos os sistemas autoligáveis, foi escrito mais sobre a forma de arco do aparelho Damon System do que sobre qualquer outro; vale a pena notar que o Damon System tem uma forma de arco particularmente larga. A influência da forma de arco do fio na forma da arcada dentária é desconhecida; se a mesma forma de arco do fio for colocada em pacientes diferentes, então a forma da arcada dentária resultante será provavelmente diferente. Uma das caraterísticas do aparelho Damon System é a expansão substancial das larguras intermolares e intérmolares e isso é atribuído a:

- A largura da forma de arco do fio

- A baixa fricção entre o fio e o bracket

- A influência dos músculos da língua, apesar de não existirem provas que sustentem esta afirmação, que necessita de ser fundamentada.

Damon[123] explicou que os arcos utilizados nas fases 1 e 2 desenvolvem uma forma de arco dentário moldada pelos músculos da face e da língua, pelo osso e pelos tecidos moles, sendo, por conseguinte, única para cada doente, em vez de ser pré-determinada.

SEQUÊNCIA DE FIOS COM BRAQUETES AUTOLIGÁVEIS

Embora haja uma variação significativa entre as sequências de fios recomendadas para os vários sistemas de braquetes autoligáveis, um padrão claro é discernível. O tratamento pode ser dividido nas quatro fases seguintes:

- Alinhamento

- Transição

- Trabalho

- Acabamento

FASE 1: ALINHAMENTO

O alinhamento é conseguido com fios redondos leves. A maioria dos sistemas (incluindo o 3M Unitek SmartClip, American Orthodontics Time 2 (American Orthodontics, 1714 Cambridge Avenue, PO Box 1048, Sheboygan, WI 53082-1048, EUA), Ormco Damon System e Strite Industries SPEED) defendem o uso de fios de níquel-titânio ou cobre-níquel-titânio de 0,014″, sendo que 0,012″, 0,013″ ou 0,016″ dos mesmos materiais são alternativas possíveis, dependendo da quantidade de irregularidade dentária. O sistema SPEED também sugere o uso do Supercable (Strite Industries Ltd, 298 Shepherd Avenue, Cambridge, Ontário, N3C 1V1, Canadá), um fio de níquel-titânio super elástico coaxial de sete fios, que a Strite Industries afirma fornecer 20% da força de um fio de níquel-titânio de tamanho equivalente e 33% da força do mesmo fio coaxial de aço inoxidável de mesmo tamanho[105] . O Supercable está disponível em arcos pré-formados de 0,016″, 0,018″ e 0,020″.

Uma exceção a esta utilização inicial de fios redondos é o sistema de braquetes autoligáveis In-Ovation R da GAC (Dentsply GAC International, Bohemia, NY 11716, EUA). Alpern[116] recomenda um fio inicial GAC Bio force implantado ionicamente de dimensões 0,018″ × 0,018″, embora um fio 0,016″ × 0,016″ do mesmo material seja colocado se houver irregularidade significativa ou apinhamento.

Nesta primeira fase do tratamento, os objectivos são produzir um alinhamento dentário com correção substancial das rotações, iniciar o nivelamento da arcada e começar o desenvolvimento da forma final da arcada.

Intervalos de tempo entre visitas na fase 1

A maioria das movimentações dentárias individuais ocorre no início do tratamento, quando os dentes estão mais irregulares. Assim, nas fases iniciais do tratamento, os intervalos entre visitas podem ser mais longos, uma vez que o longo raio de ação dos fios de níquel-titânio, combinado com a ligação segura proporcionada pelos sistemas de autoligação, permite que a movimentação dentária progressiva e controlada ocorra sem supervisão frequente. O intervalo de tempo entre visitas nesta fase pode ser de aproximadamente 10 semanas. A maioria das más oclusões estará pronta para a fase 2 após 10 semanas, mas irregularidades mais graves levarão mais tempo; o princípio chave nesta fase é levar o tempo que os dentes precisarem para ganhar alinhamento com fios redondos de pequeno diâmetro. Os momentos desenvolvidos pelos braquetes autoligáveis são maiores do que os dos braquetes convencionais com ligadura elastomérica[117] e a progressão do fio deve, portanto, ser mais lenta.

Dor e desconforto na fase 1

Uma das afirmações mais controversas sobre o sistema Damon é que ele produz menos desconforto nos estágios iniciais do tratamento do que os aparelhos convencionais com ligadura elastomérica[118] . Miles et al.[119] constataram que, nos primeiros dias após a colocação do aparelho, os pacientes com o aparelho Damon2 relataram menos desconforto do que os pacientes com o aparelho 3M Unitek Victory MBT, através de uma avaliação qualitativa da presença de dor. Um fio de cobre-níquel-titânio de 0,014″ foi usado como fio inicial. No entanto, após 10 semanas, um número substancialmente maior de pacientes relatou desconforto com o braquete Damon2 ao utilizar um fio de cobre-níquel-titânio de 0,016″ × 0,025″. As suas conclusões foram que inicialmente o braquete Damon2 era menos doloroso, mas era substancialmente mais doloroso ao colocar o segundo fio. A sequência de arcos com fio inicial de cobre-níquel-titânio de 0,014″ seguido de um segundo fio de cobre-níquel-titânio de 0,016″ × 0,025″ deixou de ser recomendada para o aparelho autoligado Damon em 2003, por aumentar demasiadamente a rigidez, e foi substituída por uma sequência de fios de cobre-níquel-titânio de 0,014″ e 0,014″ × 0,025″. O aumento do desconforto também pode refletir a maior eficiência do aparelho autoligado em conseguir o aprisionamento do fio e, portanto, maior aplicação de força nos dentes, resultando em maior desconforto. Em um estudo randomizado e controlado com o aparelho Damon3 e o aparelho duplo convencional, Pringle et al.[120] demonstraram que os pacientes do grupo autoligado apresentaram menor intensidade média de dor máxima e intensidade média de dor estatisticamente significante menor do que os pacientes do grupo duplo convencional. No entanto, isso não está de acordo com os achados de Scott et al.[121] , que não encontraram diferença no desconforto sentido na primeira semana após a colocação inicial do fio em um estudo controlado e randomizado com o aparelho Damon3 e o aparelho Ormco Synthesis, um aparelho convencional pré-ajustado.

FASE 2: TRANSIÇÃO

Esta fase tem várias designações, consoante o sistema autoligado utilizado. No entanto, na maioria dos sistemas, esta fase permite a transição dos arcos redondos de níquel-titânio para os arcos rectangulares de aço inoxidável, através da utilização de arcos rectangulares de níquel-titânio. Estas dimensões variam entre 0,014″ × 0,025″ e 0,020″ × 0,025″, dependendo do tamanho da ranhura do braquete (0,018″ ou 0,022″) e do sistema autoligado utilizado.

Esta segunda fase do tratamento completa o alinhamento e resolve as rotações restantes, inicia o controlo do torque e continua o nivelamento e o desenvolvimento da forma da arcada.

Intervalos de tempo entre visitas na fase 2

Na fase 2, grande parte do alinhamento já foi efectuado e o intervalo de tempo entre as visitas pode, portanto, ser reduzido. Normalmente, são necessários dois tamanhos de arcos rectangulares de níquel-titânio; o primeiro tamanho deve ser deixado no local durante aproximadamente 8 semanas e o segundo durante aproximadamente 4 semanas.

FASE 3: TRABALHAR OS ARCOS

A terceira fase do tratamento utiliza fios de aço inoxidável para fornecer a rigidez necessária para a mecânica de deslizamento. O tipo mais comum de fio utilizado é o aço inoxidável 0.019″ × 0.025″ em braquetes de slot 0.022″ e aço inoxidável 0.017″ × 0.025″ para braquetes 0.018″. Sugere-se a utilização de arames pré-postados que proporcionem ganchos para os elásticos interarcos e impeçam a rotação.

Duas variações interessantes ocorrem nos sistemas autoligáveis SPEED e In-Ovation, respetivamente. O sistema autoligado SPEED utiliza arcos de dupla dimensão Hills para os arcos de trabalho; estes arcos são rectangulares na secção anterior e redondos na secção posterior. Assim, estão disponíveis nas dimensões 0,018″ × 0,018″ × 0,018″ para ranhuras de 0,018″ e 0,021″ × 0,021″ × 0,021″ para ranhuras de 0,022″.

Os sistemas de braquetes autoligáveis com um clip ativo têm frequentemente um entalhe para evitar o deslocamento labial do clip quando fechado, com consequente perda de controlo do fio. O efeito deste recuo é reduzir a profundidade do slot num dos lados do slot. Por exemplo, num braquete In-Ovation R com um slot de 0.022″, a parede gengival do slot ortodôntico tem 0.0185″ de comprimento e a parede vertical tem 0.022″. A parede oclusal ou incisal da ranhura do bracket é mais longa, com 0,0255″. Monacell[122] sugeriu a utilização de um fio GAC Bio Force de 0.022″ × 0.018″ numa configuração de arco em fita. Isso preenche o slot de 0.022″ completamente, mas potencialmente não toca o clip ativo quando o braquete e o fio estão perfeitamente alinhados.

Quando a filosofia de diagnóstico favorece predominantemente uma abordagem de tratamento sem extração, a rigidez de um fio de aço inoxidável de 0,019″ × 0,025″, tão útil ao fechar espaços de extração, é menos necessária e alguns casos terminarão no final da seqüência de fios de transição. Casos que requerem principalmente detalhamento podem omitir a fase 3 e ir direto para a fase 4 com arcos TMA moldáveis para fornecer os movimentos dentários necessários.

Intervalos de tempo entre visitas na fase 3

Esta fase do tratamento é quando ocorre o movimento principal de vários dentes. Por conseguinte, é a fase mais longa do tratamento e demora entre 20 e 40 semanas. Os pacientes devem ser vistos com intervalos de aproximadamente 8 semanas durante esta fase. Quando os elásticos inter-arcos são bem usados, o movimento dentário pode ser rápido e o intervalo de tempo entre as visitas deve ser reduzido para 4 semanas para assegurar que não ocorre uma sobre-correção.

FASE 4: ACABAMENTO

A seleção cuidadosa da prescrição do braquete e o posicionamento do braquete devem minimizar a necessidade de dobras do fio no final do tratamento. O acabamento, no entanto, muitas vezes requer arcos moldáveis para finalizar a posição do dente. Isto pode incluir o ajuste de in-out, angulação, inclinação e interdigitação. As ligas de titânio-molibdénio (TMA) proporcionam a formabilidade e a resistência necessárias para esta fase do tratamento. É importante manter um tamanho de fio adequado para manter a posição do dente; fios de 0,019″ × 0,025″ são ideais para slots de 0,022″. A descolagem parcial ou o uso de fios redondos não é recomendado para esta fase do tratamento devido à potencial falta de controlo da posição final do dente que pode ocorrer.

Intervalos de tempo entre visitas na fase 4

A fase 4 tem uma duração variável e, frequentemente, é bastante curta - uma atenção cuidadosa aos aspectos de finalização mais cedo no tratamento resultará numa fase 4 mais curta. Esta fase pode durar de 10 a 20 semanas, com intervalos de consulta de 4 a 6 semanas.

MOVIMENTO DOS DENTES

SELECÇÃO E POSICIONAMENTO DO SUPORTE PARA FACILITAR A BIOMECÂNICA

Prescrição do suporte

Muitos sistemas de braquetes autoligáveis oferecem diferentes prescrições de braquetes para atender a diferentes más oclusões. Embora as prescrições incluam proeminência, angulação, inclinação e rotação, muitas das diferenças entre as prescrições reflectem a quantidade de inclinação incorporada nos brackets. Todos os brackets que desenvolvem inclinação lingual ou palatina da coroa são de baixo torque e todos os brackets que desenvolvem inclinação lingual ou palatina da raiz são de alto torque. As prescrições podem ser epónimas, tais como Damon, Hanson, MBT ou Roth, ou refletir as quantidades relativas de inclinação incorporadas no bracket; assim, os incisivos superiores, para os quais existe a maior variação na prescrição, são apresentados como ultra-baixos (incisivos centrais superiores 7°), baixos (incisivos centrais superiores 12°), médios ou standard (incisivos centrais superiores 17°) e variações altas (incisivos centrais superiores 22°). A inclinação dos braquetes caninos é normalmente de 0° ou -7°.

Várias prescrições têm braquetes caninos de +7°. Os valores típicos de torque opcional para o Sistema Damon e o Sistema SPEED são apresentados nas Tabelas 1 e 2.

Tabela 1. Valores de binário opcionais no sistema Damon.

	Upper arch						
	U1	U2	U3	U4	U5	U6	U7
High torque	+17°	+10°	+7°				
Standard torque	+12°	+8°	0°	−7°	−7°	−18°	−27°
Low torque	+7°	+3°					
	Lower arch						
	L1	L2	L3	L4	L5	L6	L7
High torque			+7°				
Standard torque	−1°	−1°	0°	−12°	−17°	−28°	−10°
Low torque	−6°	−6°					

Tabela 2. Valores de binário opcionais no sistema SPEED.

	Upper arch						
	U1	U2	U3	U4	U5	U6	U7
Hanson	+12°	+8°	−7°	−7°	−7°	−10°	−10°
High torque (Bioprogressive)	+22°	+14°	+7°	−7°	−7°	−10°	−10°
Medium torque (MBT)	+17°	+10°	−7°	−7°	−7°	−10°	−10°
Regular torque (Roth)	+12°	+8°	2°	−7°	−7°	−10°	−10°
	Lower arch						
	L1	L2	L3	L4	L5	L6	L7
Hanson	+5°	+3°	−4°	−4°	−8°	−24°	−28°
High torque (Bioprogressive)	−1°	−1°	+7°	−11°	−17°	−24°	−28°
Medium torque (MBT)	−6°	−6°	−7°	−11°	−17°	−24°	−10°
Regular torque (Roth)	−1°	−1°	−7°	−11°	−17°	−24°	−28°

O seguinte guia para a seleção do torque é dado e é derivado de Damon e Bagden[123] e Weinberger[124] . As prescrições de torque baixo são utilizadas para más oclusões:

- Com incisivos superiores proclinados ou posicionados palatalmente ou caninos impactados palatalmente

- Quando é necessária a utilização extensiva de tração de classe III, máscara facial ou posicionamento anterior do segmento maxilar para desencorajar a proclinação

- Com apinhamento e mordidas abertas anteriores

- Ganhar comprimento da arcada com os incisivos na vertical

- Em casos sem extração com apinhamento moderado a mais pronunciado

- Quando são utilizados aparelhos mecânicos ou de posicionamento anterior de classe II, como o MARA (desenvolvido conjuntamente pelo Dr. Douglas Toll, na Alemanha, e pelo Dr. Jim Eckhart, nos EUA), conforme descrito por AllenNoble[125] , o Forsus (3M Unitek, 3M Corporate Headquarters, 3M Center, St Paul, MN 55144- 1000, EUA) ou os aparelhos TP Flip-Lock Herbst

- Nos casos de para-choques labiais

As prescrições de torque médio ou padrão são utilizadas para más oclusões:

- Com apinhamento ligeiro a moderado ou encerramento de espaço

- Quando é necessária pouca alteração na inclinação dos incisivos ou caninos

- Quando é necessário fechar um espaço limitado

As prescrições de torque elevado são utilizadas para más oclusões:

- Com relações de incisivos de classe II divisão II

- Quando é necessária uma tração extensiva de classe II

- Casos de extração com retração dos incisivos

- Casos de extração de incisivos inferiores do arco mandibular

- Cúspides maxilares impactadas labialmente, caninos verticalizados palatalmente ou inclinados lingualmente e casos de extração de primeiros pré-molares.

- Descompensação dos incisivos inferiores em casos cirúrgicos

É importante lembrar que, na maioria dos casos, as más oclusões requerem uma mistura de combinações de torque escolhidas de acordo com a posição de cada dente.

Posicionamento do suporte

Os brackets podem ser posicionados para facilitar os tipos de movimento dentário desejados. O posicionamento cuidadoso dos brackets minimiza o tempo necessário para o acabamento, pelo que é essencial um posicionamento cuidadoso e preciso dos brackets no início do tratamento. Com a colagem direta convencional, o ortodontista tem de estimar os efeitos do posicionamento dos brackets na posição final do dente. A introdução de sistemas de posicionamento de brackets de precisão/colagem indireta, como o IQ da OrthoCad (Cadent, Inc., 640 Gotham Parkway Carlstadt, NJ 07072-2405, EUA) e o sistema Insignia da Ormco, permite visualizar os efeitos finais da posição dos brackets através de software informático. Prevê-se que a utilização deste tipo de técnica melhore o acabamento e, por conseguinte, possa reduzir os tempos de tratamento.

Os brackets e tubos são normalmente colocados no ponto do eixo facial (FA) e alinhados com o eixo facial da coroa clínica (FACC), como descrito por Andrews[126] . No entanto, isto nem sempre resulta nas posições dentárias desejadas; em particular, devem ser efectuadas verificações para assegurar que as cristas marginais estão niveladas nos segmentos vestibulares. A morfologia do dente ou o desenho do aparelho pode significar que algumas variações do método descrito por Andrews são necessárias, por exemplo, nos caninos inferiores, é vantajoso posicionar os braquetes 0,5 mm antes da FACC para assegurar o alinhamento correto entre a cúspide do canino e a borda incisal do incisivo lateral inferior.

Quando são necessários grandes movimentos dentários de translação, ou quando existe um grande intervalo entre braquetes, pode ser necessário exagerar a angulação do braquete para assegurar que ocorre um movimento radicular adequado, tal como quando se abre espaço para um implante subsequente para assegurar uma divergência adequada das raízes dos dentes adjacentes ao espaço do implante, ou quando uma transposição está a ser corrigida.

Quando a correção da sobremordida é uma parte importante da gestão da má oclusão, considere colocar os brackets nos incisivos e caninos mais incisais para casos de mordida profunda e mais gengivais para casos de mordida aberta.

MOVIMENTOS DOS DENTES INDIVIDUAIS

Movimento do eixo X

O movimento dentário do eixo X é a abertura de espaço (translação) ou a correção da angulação (rotação); pode argumentar-se, portanto, que na classificação de Tweed este é um movimento dentário de segunda ordem. Um dos objectivos iniciais do tratamento de todas as más oclusões apinhadas é criar espaço para os dentes deslocados, quer através do movimento dos dentes para espaços de extração, quer através do aumento do perímetro da arcada. Quando os dentes são excluídos da arcada com pouco ou nenhum espaço para os acomodar, então é necessário criar espaço para eles primeiro. Este é um dos princípios mais importantes da biomecânica clínica para sistemas de braquetes autoligáveis, porque a maioria dos dentes melhoram de posição ou erupcionam espontaneamente quando o espaço é criado para eles.[127]

Quando os dentes tiverem que transladar uma longa distância, como nos casos de transposição, considere a possibilidade de sobre-angular o braquete para garantir que as raízes terminem na posição correta. No caso de dentes não irrompidos, posicionar os braquetes nos dentes adjacentes, de modo a afastar as raízes desses dentes do dente não irrompido, para facilitar a sua erupção. As forças geradas pelos braquetes autoligáveis não são modificadas ou absorvidas pelas ligaduras elastoméricas e ocorre uma transmissão mais direta da energia do arco para o fio[128] . Além disso, o aprisionamento total do fio pelo braquete pode levar a momentos mais altos do que os que ocorrem com a ligadura convencional[117] . Forças muito suaves são, portanto, tudo o que é necessário com braquetes autoligáveis devido à sua utilização mais eficiente da energia do fio.

O espaço no perímetro da arcada pode ser feito com uma mola helicoidal aberta de níquel-titânio que deve ser activada não mais do que a largura de um único bracket quando um único dente é completamente excluído da arcada; na prática, isto é aproximadamente 3-4 mm maior do que o espaço disponível. Se um incisivo inferior estiver completamente excluído da arcada, e os dentes adjacentes estiverem em contacto, então um dos dentes adjacentes deve ser deixado temporariamente sem braquete, mas preso ao seu dente adjacente com uma trança maleável de aço inoxidável ou de fibra de vidro.

Devem ser feitas sobre-correcções semelhantes à posição do bracket quando o posicionamento da raiz é particularmente importante, tal como na preparação do espaço para um implante. Recomenda-se a sobre-angulação dos braquetes nos dentes de ambos os lados do espaço do implante para assegurar que as raízes não invadam o espaço. Se isto resultar numa posição menos do que ideal das coroas clínicas dos dentes adjacentes ao espaço do implante, então isto pode ser corrigido na última parte do tratamento.

Para vãos maiores, como os aparelhos 4 × 2 (conhecidos no Sistema Damon como D-Gainers, pois são usados para ganhar espaço para caninos não irrompidos na linha da arcada), será necessária uma ativação maior. Esse tipo de aparelho é mostrado na Fig. 59. O objetivo é manter as forças baixas e permitir que o espaço se abra lentamente, sem colocar tensão indevida nos tecidos periodontais adjacentes. A angulação do dente é controlada principalmente pela angulação incorporada na prescrição do braquete; pequenos ajustes podem ser necessários nos estágios finais do tratamento para otimizar a posição do dente.

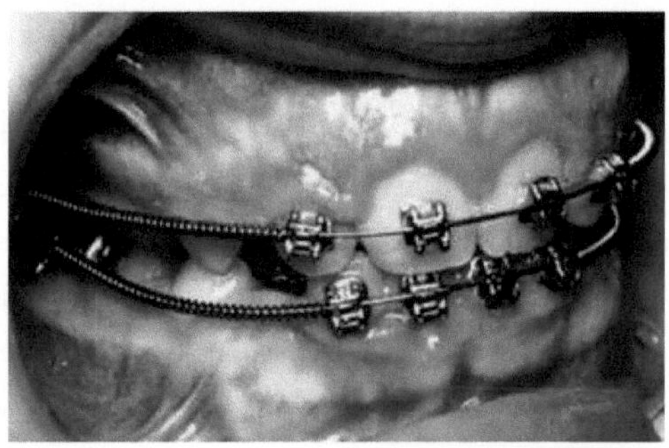

Fig.59 O gainer D é utilizado para abrir espaço para caninos não irrompidos na linha da arcada

Movimento do eixo Z

Isso é equivalente ao movimento de primeira ordem de Tweed. Pandis et al.[129] compararam as forças aplicadas ao dente para movimento vestibular e lingual para ligadura convencional e braquetes autoligáveis ativos e passivos, utilizando o Sistema de Medição e Simulação Ortodôntica[130] , que incorpora dois sensores tridimensionais de força-momento. Eles descobriram que, para o movimento lingual, o braquete autoligável ativo aplicou menos força no dente devido à resiliência do grampo ativo, enquanto o braquete autoligável passivo e a ligadura convencional aplicaram forças semelhantes; não houve diferença na força aplicada quando o dente foi movido na direção vestibular.

A movimentação buco-lingual ou lábio-palatina dos dentes é relativamente simples em casos de apinhamento ligeiro e, frequentemente, o alinhamento dentário pode ser conseguido sem esforço consciente para criar espaço através do aumento do perímetro da arcada. Nestes casos, é normal conseguir colocar brackets em cada dente na sua localização ideal. Quando o apinhamento é mais severo e o dente deslocado está a alguma distância da arcada, deve ser colocado um gancho de tração fino no dente deslocado, que é depois preso ao fio com um fio elástico. Quando não houver espaço suficiente para colocar um braquete de tamanho normal num dente deslocado ou rodado, deve ser colocado um gancho de tração; se o espaço permitir, é preferível um gancho de tração largo, uma vez que este permitirá um maior controlo rotacional, uma vez que é possível colocar o fio através do lúmen do gancho de tração.

Mesmo em más oclusões leves, entretanto, um dente é ocasionalmente rotacionado o suficiente para impossibilitar a colocação ideal do braquete; nesses casos, um gancho de tração largo deve ser colocado por uma visita ou duas até que um braquete autoligável possa ser colocado em uma localização ideal. Um gancho de tração fino não tem virtualmente nenhum controlo rotacional e é de pouco valor nesta circunstância. O fio passa através do lúmen do gancho de tração no dente rotacionado. A corrente de elastómero é então esticada por um ou dois elos e fixada a um dente de ancoragem mais à volta da arcada, que tem um dente com brackets de cada lado, o que é necessário para evitar a rotação excessiva do dente de ancoragem.

A corrente elastomérica pode ser colocada no fio antes da colocação ou quando o fio estiver colocado. Para atingir este último objetivo, empurrar um par de clipes de ligadura elastomérica através do elo final da corrente elastomérica; passar a extremidade livre da corrente por trás do fio e agarrar a extremidade livre com os clipes puxando a corrente através do elo final da corrente que os clipes atravessaram.

O dente rodado normalmente corrige a sua posição numa única consulta. Ocasionalmente, o casal pode ser melhorado com a colocação de botões linguais e tração elastomérica lingual. Uma vez corrigida a rotação, um braquete autoligável pode ser colocado na sua localização ideal na superfície do dente.

Quando os dentes rotacionados estão significativamente deslocados da arcada, vale a pena considerar o deslocamento do gancho de tração de modo a proporcionar um momento para desrotacionar o dente à medida que ele é movido em direção à linha da arcada. Mais uma vez, quando o dente se aproxima da linha da arcada, o fio pode ser colocado através do lúmen do gancho de tração

Movimento do eixo Y

Isso corresponde ao movimento vertical de cada dente na sua forma translatória. Pandis et al.[117] também analisaram esta dimensão e mostraram que tanto os braquetes autoligáveis activos como os passivos geram 20% menos força do que a ligadura convencional, quer o dente esteja a ser extruído ou intruído.

As más oclusões ligeiras raramente constituem um problema; o nivelamento é conseguido através do equilíbrio entre a intrusão e a extrusão de cada dente. Quando existe uma maior discrepância vertical entre dentes individuais, o equilíbrio da intrusão e extrusão de cada dente pode ser perturbado e os dentes anteriormente em oclusão podem ser movidos para fora da oclusão devido aos requisitos de ancoragem de um único dente. Exemplos não patológicos desta situação são os caninos altos, colocados bucalmente, e exemplos patológicos são os caninos e incisivos não irrompidos. Deve-se ter cautela antes de se colocar caninos altos, posicionados vestibularmente, num arco contínuo leve; etiologicamente, esses dentes estão posicionados assim porque não há espaço suficiente na linha da arcada. O primeiro objetivo é criar espaço adequado no perímetro da arcada, caso em que estes dentes frequentemente irrompem numa posição mais satisfatória. Uma vez que eles tenham irrompido mais perto do plano oclusal, eles podem ser tratados com braquetes da maneira normal. Os braquetes autoligáveis são ideais para alinhar estes dentes, uma vez que é necessário um movimento relativo considerável entre o fio e os braquetes nos dentes adjacentes, à medida que o dente se move em direção ao nível oclusal. Se necessário, os dentes adjacentes podem ser suportados em oclusão através da utilização de elásticos triangulares na arcada oposta de cada lado do dente deslocado, o que estabiliza os dentes adjacentes, permitindo ao mesmo tempo o movimento livre do dente deslocado.

Nos casos em que existe ou existiu patologia, a situação é diferente, em parte porque o dente deslocado estará frequentemente não irrompido e pode ter sido sujeito a uma técnica de exposição fechada com uma corrente de ouro presa a ele. Estes dentes apresentam frequentemente movimento e depois deixam de o fazer, o que é atribuído a anquilose. Sugere-se que a anquilose é uma sequela rara quando o dente começa a mover-se. É mais provável que o dente seja impactado no osso cortical que se transforma tão lentamente que o movimento do dente parece ter cessado. Não se trata de anquilose, mas sim de uma paragem temporária do movimento dentário devido à impactação no osso cortical. A remoção do osso cortical à volta da coroa do dente não irrompido é frequentemente suficiente para assegurar a sua erupção contínua.

O torque é o movimento dentário de terceira ordem de Tweed e representa a rotação em torno do eixo y. Este é um dos movimentos dentários mais difíceis de produzir para os aparelhos edgewise, devido à desvantagem mecânica envolvida - as forças relativamente pequenas geradas por um pequeno fio retangular na sua extremidade, tentando produzir movimento a alguma distância do centro de resistência do objeto que está a tentar mover. É sensato selecionar o torque seletivo apropriado e, portanto, os incisivos superiores que requerem torque radicular significativo devem ter braquetes de torque alto. Badawi et al.[131] investigaram a expressão de torque com braquetes autoligáveis ativos e passivos e concluíram que existe uma diferença no ângulo de engate entre braquetes autoligáveis ativos e passivos. Os braquetes autoligáveis ativos começaram a expressar torque aos 7,5º (SPEED e In-Ovation) de rotação do fio e os passivos (Damon2 e SmartClip) aos 15º. Os autores sugerem que o clip ativo reduz a folga entre o fio e a ranhura, aumentando assim a expressão do fio. A altura real do slot não foi medida neste estudo, o que pode ter afetado a eficácia da transmissão de torque[132] . No entanto, a evidência atual é que os braquetes autoligáveis activos são mais eficazes na transmissão de torque do que os braquetes autoligáveis passivos em laboratório. Um exemplo clínico desta constatação é o Hero System3, um sistema de fricção diferencial, que utiliza braquetes autoligáveis activos (Tempo 2) nos segmentos anteriores e ligadura passiva nos segmentos posteriores; esta última caraterística é conseguida através da utilização de tubos para pré-molares e molares superiores e tubos para segundos pré-molares e molares inferiores. Clinicamente, a eficácia dos braquetes autoligáveis passivos na obtenção de uma inclinação adequada dos incisivos superiores parece ser semelhante à dos braquetes com ligadura convencional .[133]

Para a instalação de dentes palatinos ou linguais, a contra-medida comumente defendida de inverter o braquete não é recomendada. Esta contra-medida raramente coloca a raiz na posição correta e, no caso de braquetes autoligáveis, a inversão do braquete resulta na porta do braquete ou no deslizamento trabalhando na direção errada. Soluções alternativas são o uso de auxiliares de torque para produzir torque lingual palatino ou como auxiliares de torque reverso para produzir torque labial. Para dentes individuais, é mais prático colocar o torque num fio de titânio-molibdénio ou de aço inoxidável usando um alicate Rose ou um alicate Tweed 442.

DESLOCAÇÃO DE VÁRIOS DENTES

O movimento de vários dentes requer uma mecânica diferente da dos dentes individuais.

Ao longo do perímetro do arco

Abertura de espaço

A abertura de espaço para dentes individuais já foi discutida. O uso de braquetes autoligáveis pode permitir o uso da musculatura dos lábios para fornecer ancoragem e auxiliar no movimento distal dos segmentos vestibulares. Esse é, e não é, um conceito incomum na Ortodontia. O aparelho de Frankel e os protetores labiais têm utilizado com sucesso a musculatura bucal para influenciar a posição dos dentes, mas, embora sejam tecnologias ortodônticas respeitadas, não se estabeleceram como modalidades ortodônticas convencionais por razões de fragilidade, imprevisibilidade da resposta ao tratamento e dúvidas sobre a estabilidade das alterações produzidas. A sugestão de que os aparelhos fixos podem permitir que a musculatura oral influencie a posição dos dentes é uma reivindicação feita para o aparelho Damon System. A força exercida nas superfícies vestibulares dos dentes na linha média foi demonstrada como sendo de 740 N/m^2 e na área do canino direito como sendo de 450 N/m^2 por Shellhart et al.[134] ; esses valores foram menores do que os descritos por Soo e Moore[135] . Badawi[128] , da Universidade de Alberta, desenvolveu um simulador ortodôntico (OSIM)[136] que utiliza 14 sensores tridimensionais de força e momento (um para cada dente) para simular e medir as forças e momentos aplicados aos dentes deslocados e as forças resultantes aplicadas aos outros dentes da arcada. Isso demonstrou que, no alinhamento de caninos altos, os braquetes autoligáveis passivos geram forças direcionadas anteriormente nos incisivos que estão abaixo das forças determinadas por Shellhart et al.[134] ; os braquetes com ligadura convencional produziram forças direcionadas anteriormente maiores do que as pressões labiais de repouso determinadas por Shellhart et al.[134] Os braquetes autoligáveis ativos produzem forças maiores do que os braquetes autoligáveis passivos, mas significativamente menores do que os aparelhos com ligadura convencional. Isso significa que os dentes aos quais os aparelhos autoligáveis são fixados, e particularmente os autoligáveis passivos, podem ser capazes de usar a musculatura perioral para fornecer alguma ancoragem para o movimento dentário em alguns casos. A razão para isso é a falta de atrito entre o fio e o braquete, que permite que o fio deslize facilmente através dos braquetes posteriormente e, assim, não gere forças direcionadas anteriormente que excedam a pressão labial, permitindo que os lábios forneçam ancoragem.

O uso de um 4 × 2 (ou D-gainer) para abrir espaço para os caninos superiores frequentemente requer o movimento anterior dos dentes anteriores superiores para obter uma relação incisiva normal. Isso pode acontecer espontaneamente, mas se isso for difícil de conseguir, um 4 × 2 inferior com tração leve de classe II pode ser usado para alterar o equilíbrio de forças para incentivar o movimento anterior dos dentes superiores. Nenhum movimento dentário em ortodontia ocorre em apenas uma dimensão e este tipo de movimento dentário irá resultar numa redução da sobremordida existente devido à proclinação dos incisivos e extrusão dos molares superiores.

Encerramento do espaço

Na linguagem da Toyota[137] , o fecho de espaços após a extração é um desperdício, na medida em que não acrescenta qualquer valor ao processo de tratamento ortodôntico; limita-se a corrigir um defeito detectado anteriormente no tratamento - a sobreprovisão de espaço dentro da arcada dentária pela extração. Esta visão da extração pode ser um pouco invulgar, mas merece reflexão. Os braquetes autoligáveis, devido ao seu encaixe total, asseguram que as consequências indesejadas do fechamento de espaço, como a rotação para o espaço da extração, não ocorram. Embora se possa pensar que o fechamento do espaço seria mais rápido com braquetes autoligáveis devido à sua menor resistência ao atrito de deslizamento, o único atrito adicional para braquetes ligados convencionalmente é normalmente uma única ligadura elastomérica por lado num dente pré-molar e isto pode ser insuficiente para gerar muita diferença entre as duas metodologias. As diferenças na taxa de fechamento de espaço entre os dois sistemas não estão comprovadas, mas requerem mais investigação.

No sistema autoligado, sugere-se que o espaço seja fechado utilizando molas helicoidais de níquel-titânio e que estas possam ser fixadas anteriormente aos postes do arco e, posteriormente, o encaixe na extremidade da bobina seja deslizado sobre a extremidade terminal do arco e não sobre o gancho do tubo molar.

Quando uma corrente de força é usada para fechar o espaço, colocá-la sob o arco é um pouco menos conveniente, mas reduz o atrito entre o arco e a corrente de força. Por conseguinte, quando há uma quantidade significativa de espaço a fechar, a corrente eléctrica deve ser colocada por baixo do arco; quando a quantidade de espaço a fechar é relativamente pequena ou quando a corrente eléctrica está a ser usada apenas para evitar a abertura de espaço, a corrente eléctrica pode ser colocada por cima do arco, uma vez que pode ser mudada sem remover o arco.

Correção do eixo

Uma pequena correção da linha central é mais facilmente conseguida com a utilização de elásticos cruzados. A colocação de uma ligadura Kobayashi ou a utilização de um gancho de encaixe num bracket do incisivo central inferior pode ser utilizada como guia para tornar o vetor de um elástico cruzado anterior mais confortável.

Movimento antero-posterior - correção de classe II

O método preferido de correção para as más oclusões de classe II moderadas a severas que são passíveis de tratamento ortodôntico na dentição mista é o aparelho funcional. O tipo de aparelho funcional varia de acordo com a preferência do operador - removível de duas peças (Clark Twin Block), removível de uma peça ou aparelho funcional fixo (Herbst)

As más oclusões de Classe II leves a moderadas podem ser corrigidas com elásticos de Classe II. Os elásticos de Classe II devem ser usados 24 horas por dia e devem ser elásticos de 3/8"; a correção da Classe II parece ocorrer mais rapidamente se o arco terminar distalmente ao molar inferior, como mostrado na Fig. 60, mas são necessárias mais provas para demonstrar a eficácia ou não desta técnica.

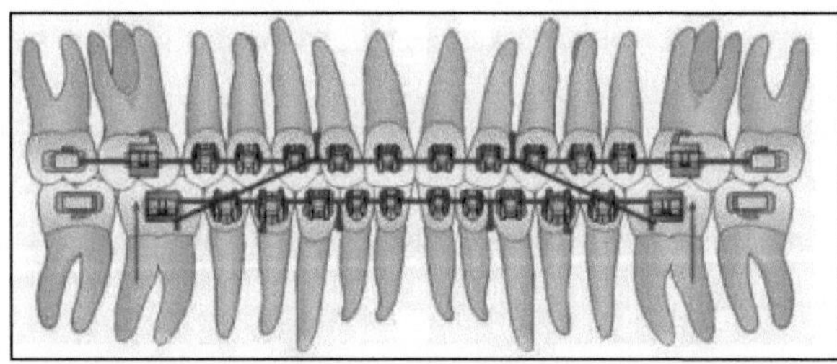

Fig.60 Quando se usam elásticos de classe II, o fio termina distalmente ao primeiro molar inferior

As más oclusões mais severas podem ser corrigidas com um corretor fixo de classe II, tal como o TP Flip-Lock Herbst ligado ao arco (Fig.61). Os eixos do TP FlipLock Herbst são soldados a tubos de Inconel de 0,022″ × 0,028″ com um offset de 2 mm; isto permite que o eixo seja colocado entre os braquetes ou tubos sem folga. Estes são colocados entre os primeiros e segundos molares superiores e entre os caninos inferiores e os primeiros biscuspídeos. O uso de tubos autoligáveis nos primeiros molares superiores facilita a colocação do tubo do eixo entre os primeiros e segundos molares superiores; o fio superior deve ser cortado com um bisel para fora para facilitar o encaixe do fio no tubo do segundo molar superior. Os cilindros e pistões Flip-Lock Herbst frequentemente não precisam de ser encurtados em casos de não-extração quando os eixos são posicionados como sugerido. Cada segmento vestibular deve ser ligado desde o tubo do segundo molar até o gancho do arco para evitar a abertura de espaço nos segmentos vestibulares. Devem ser utilizados arcos pré-postados, pois são a forma mais eficaz de neutralizar as forças de rotação que são geradas devido ao atrito entre os tubos dos eixos e o arco. Como em todos os aparelhos funcionais, o objetivo é obter uma relação canina de classe I. Uma vez obtida esta relação, o Herbst deve manter a correção passivamente durante 6 meses para permitir a estabilização da alteração óssea no côndilo.

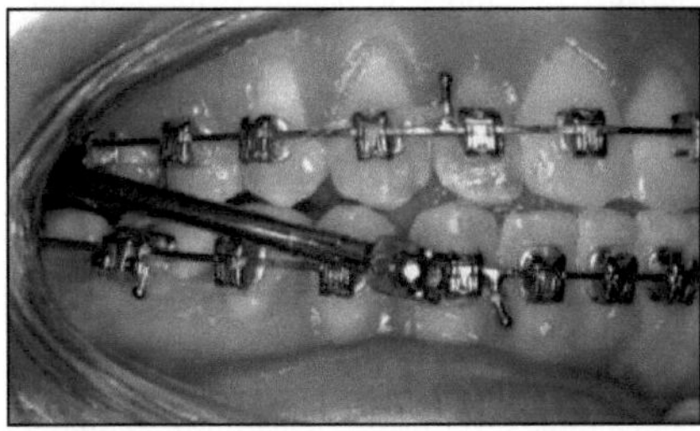

Fig.61 Corretor fixo de classe II (TP Flip-Lock Herbst) preso ao arco entre o primeiro e segundo molares superiores e o canino/primeiro biscuspídeo inferior.

Movimento antero-posterior - correção de classe III

A tração elástica do maxilar é demonstrada na Fig. 62. Devem ser utilizados os mesmos princípios acima descritos:

- Devem ser utilizados arcos pré-postados de aço inoxidável de 0,019″ × 0,25″

- O fio deve terminar na distal dos primeiros molares superiores

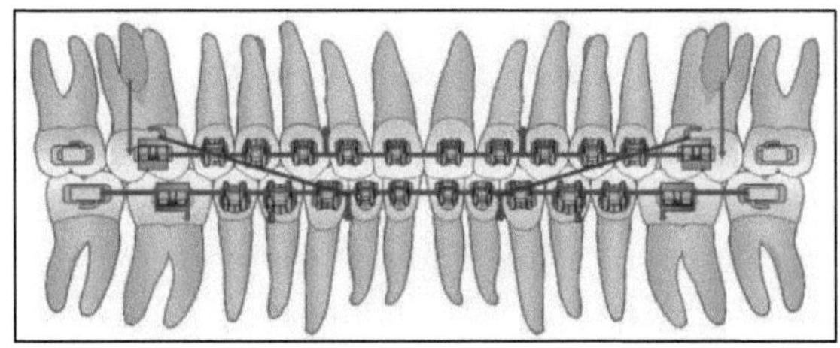

Fig.62 Quando se usam elásticos de classe III, o arco é terminado distalmente aos primeiros molares inferiores.

Movimento transversal - expansão do arco

A expansão da arcada na direção transversal é tradicionalmente realizada utilizando algum tipo de expansor. É discutível se a decisão quanto ao expansor a utilizar se baseia na lógica científica ou no costume e preferência pessoal, mas as técnicas dividem-se em duas categorias. A expansão rápida da maxila utiliza um parafuso de macaco que é rodado diariamente ou duas vezes por dia para obter a divisão da sutura palatina média com o objetivo de obter mais movimento corporal e menos inclinação dos segmentos vestibulares à medida que a expansão ocorre. A expansão lenta da maxila utiliza normalmente um dispositivo de mola no palato, como uma quad-hélice, para produzir uma expansão transversal da arcada superior, principalmente através da inclinação vestibular dos molares e pré-molares

O diagnóstico diferencial da mordida cruzada posterior é importante e muitas mordidas cruzadas posteriores envolvem apenas os primeiros molares e pré-molares, enquanto os segundos molares permanecem numa relação normal. Embora não seja o único fator a ter em conta, a maior facilidade de incorporação dos segundos molares em aparelhos fixos significa que este tipo de mordida cruzada é talvez mais suscetível de ser corrigida apenas com arcos.

O aparelho Damon System utiliza uma técnica diferente que, segundo se afirma, reduz significativamente a necessidade de aparelhos expansores auxiliares. A forma ampla da arcada Damon, combinada com o baixo atrito dos braquetes autoligáveis, produz tipicamente uma expansão significativa nas regiões pré-molares e molares. Esta caraterística pode ser usada para corrigir mordidas cruzadas posteriores. Em alguns casos, a mordida cruzada posterior é corrigida espontaneamente. Contudo, a correção mais fiável da mordida cruzada ocorre se forem iniciados elásticos cruzados bilaterais desde a primeira consulta de tratamento. Em alguns casos, são necessários arcos de aço inoxidável expandido na arcada superior para iniciar e completar a correção da mordida cruzada. Arcos de aço inoxidável de 0,016″ × 0,025″ permitem mais inclinação nos segmentos vestibulares do que fios de 0,019″ × 0,025″ em casos particularmente refratários. As alterações na largura intermolar e interpremolar, particularmente na arcada superior, podem atingir 10 mm de expansão, mas mais frequentemente cerca de 6 mm. Estas são semelhantes às quantidades de expansão alcançadas por McNally et al.[138] na sua comparação da eficácia dos arcos de expansão vestibular e quadhelices. Mikulencak[139] realizou um estudo retrospetivo para comparar a inclinação produzida pela expansão rápida da maxila (em estudos publicados anteriormente) com a inclinação produzida pelo aparelho do Sistema Damon e não encontrou diferença na quantidade de inclinação dos molares associada ao aumento da largura do arco entre as duas metodologias. Foi encontrada uma relação inversa entre a largura do arco molar pré-tratamento e a mudança na angulação molar com o sistema Damon.

A razão pela qual isso é possível é incerta; pode ser em parte devido ao atrito reduzido entre o fio e o braquete e a forma de arco larga do Sistema Damon; se assim for, isso pode ser mais aparente com sistemas de braquetes autoligáveis passivos. Hipóteses sobre a quantidade de expansão que pode ser obtida com braquetes autoligáveis e como isso difere de técnicas de expansão mais convencionais requerem mais investigação.

Movimento transversal - contração do arco

A contração da arcada pode ser necessária na presença de mordidas em tesoura. A correção deste tipo de má oclusão requer a desoclusão, a expansão da arcada mais estreita e, se possível, a contração da arcada mais larga. A contração da arcada requer espaço na arcada e, se a arcada não estiver já espaçada, serão necessárias extracções.

Movimento vertical - redução da sobremordida

Embora grande parte da Ortodontia seja baseada na ciência, grande parte dela é pragmática. O tratamento sem extração das más oclusões de classe II divisão II, em que o principal problema é geralmente a redução da sobremordida, é um exemplo. As extracções tornam a gestão da sobremordida extremamente difícil, uma vez que a mecânica necessária para fechar qualquer espaço de extração residual resulta num aumento da sobremordida que requer uma mecânica compensatória para contrariar; frequentemente, estas contramedidas revelam-se inadequadas. O tratamento sem extracções facilita a redução da sobremordida através da proclinação dos incisivos, pelo que, na maioria dos casos, os ortodontistas preferem tratar as más oclusões de classe II divisão II sem extracções, uma vez que torna o tratamento mais previsível e bem sucedido.

Movimento vertical - fecho da mordida aberta anterior

As mordidas abertas anteriores são difíceis de gerir. É importante tentar compreender a etiologia, bem como planear os mecanismos de tratamento necessários para as fechar. Na ausência de desproporção facial, as mordidas abertas anteriores são frequentemente causadas por um hábito de sucção dos dedos ou por um problema de postura da língua. Enquanto os hábitos de sucção dos dígitos são relativamente fáceis de controlar, os problemas de postura da língua são mais difíceis de diagnosticar e quantificar. A utilização de berços linguais[140] pode ser uma forma eficaz de alterar a postura da língua. O berço lingual também pode ser colocado na mandíbula, mas estes são melhor tolerados quando colocados no maxilar[141,142] , quer num arco palatino, quer através da colagem de preventores de hábitos a dentes individuais utilizando um Mini-Molde.

Se as mordidas abertas anteriores não responderem às medidas descritas acima, então as extracções devem ser consideradas. Enquanto que as sobremordidas aumentadas respondem bem ao tratamento sem extração, as mordidas abertas anteriores, pelo contrário, requerem frequentemente extracções para aumentar a sobremordida e, consequentemente, fechar a mordida aberta anterior. A escolha da extração dependerá das circunstâncias clínicas e da filosofia do operador. Embora as extracções de pré-molares tenham provavelmente um efeito mais direto sobre a sobremordida, alguns ortodontistas podem preferir a extração de molares terminais .[143]

A finalização da sobremordida pode ser conseguida através da utilização de um elástico trapezoidal anterior, como mostra a Fig.63

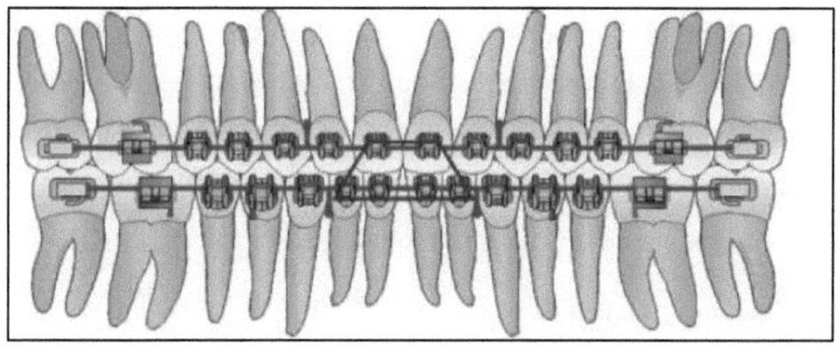

Fig. 63 Elástico trapezoidal anterior para fechar pequenas mordidas abertas anteriores. Note-se que, como as asas de amarração dos braquetes autoligáveis não têm de acomodar ligaduras elastoméricas, é frequentemente possível utilizar as asas de amarração para reter o elástico

Movimento vertical - desenvolver a interdigitação

Idealmente, o posicionamento dos braquetes terá sido suficientemente bom para que a interdigitação se desenvolva nos estágios finais do tratamento. Quando necessário, elásticos posteriores em V, como mostrado na Fig. 64, podem ser usados para assegurar um bom contacto nos segmentos vestibulares.

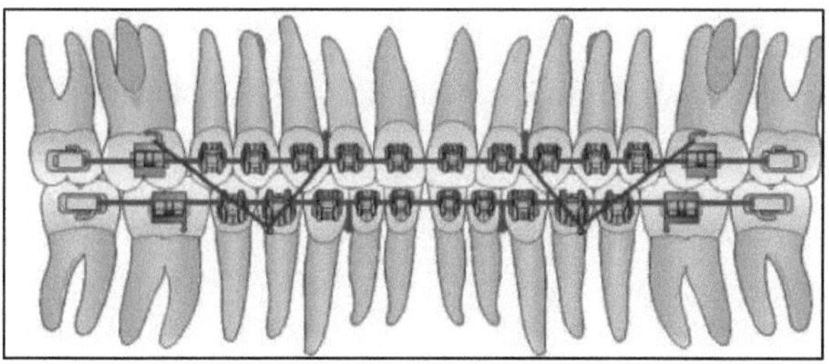

Fig.64 Elásticos posteriores em V usados para desenvolver interdigitação e fi nalizar a oclusão. Estes novamente podem ser colocados ao redor das asas de amarração

RETENÇÃO

O trabalho de Robert Little[144] sobre os estudos de Seattle tornou claro que, para se obter um resultado ortodôntico ótimo, o tratamento ativo deve ser realizado com a maior perícia possível e que o resultado deve ser retido permanentemente para garantir a manutenção desse resultado. Apesar da esperança de que fosse encontrada uma forma de realizar o tratamento ortodôntico de modo a que um resultado estável fosse mantido indefinidamente sem a necessidade de retenção contínua, essa procura tem-se revelado ilusória e o objetivo é provavelmente irrealista. Atualmente, é necessária uma manutenção contínua de baixo nível para garantir que o resultado obtido no final do tratamento ativo seja mantido. A retenção deve ser considerada tanto para manter o alinhamento dos dentes como para manter as relações intermaxilares.

Manter o alinhamento dos dentes

A melhor forma de manter o alinhamento dos dentes é através da utilização de aparelhos fixos e amovíveis. A combinação de ambos os tipos proporciona alguma resistência em caso de falha de um dos métodos.

Os retentores fixos são usados de canino inferior a canino e de incisivo lateral superior a incisivo lateral. Para o retentor do canino inferior, o método de construção e colocação é baseado no método de Rogers e Andrews[145] . Recomenda-se a seguinte técnica:

- Assegurar um campo de colagem limpo e seco

- Jatear as superfícies linguais dos caninos inferiores com um microetcher. O retentor é colado apenas nas superfícies linguais dos caninos inferiores.

- O retentor é fabricado em fio de aço inoxidável de 0,025″ (0,6 mm) com extremidades flamejadas, contornadas e jato de areia.

- Cobrir as extremidades do retentor com, pelo menos, 0,25 mm de compósito fluido e contornar conforme necessário

A colagem da contenção de canino a canino inferior aos caninos apenas a torna mais fiável, uma vez que existem apenas duas ligações para falhar em vez de seis, é mais fácil para o paciente reparar quando ocorre uma falha na ligação, permite aos incisivos inferiores alguma margem de manobra, mas é provavelmente um método menos positivo de manter o alinhamento dos incisivos do que um fio de vários fios ligado aos quatro incisivos inferiores e dois caninos. No entanto, estes retentores não são isentos de complicações e este último ponto é compensado pela utilização simultânea do retentor removível inferior que mantém o alinhamento dos incisivos inferiores.

O retentor fixo de incisivo lateral superior para incisivo lateral é feito de um fio de aço inoxidável plano, macio e com oito tranças, como o Bond-ABraid de 0,016″ × 0,025″. É importante que o retentor colocado palatalmente esteja completamente livre da oclusão, mas coberto por uma espessura adequada de adesivo, para evitar falhas prematuras.

Retenção das relações intermaxilares

A contenção convencional mantém o alinhamento dentro das arcadas em vez das relações intermaxilares. Os flanges podem ser adicionados aos retentores formados por pressão de vácuo para manter a correção da mordida cruzada.

A contenção convencional mantém o alinhamento dentro das arcadas em vez das relações intermaxilares. Os flanges podem ser adicionados às contenções formadas por vácuo/pressão para manter a correção da mordida cruzada.

Este procedimento é recomendado por Damon[108] nas seguintes circunstâncias:

- Caixas de aparelhos Herbst

- Casos de classe II ou classe III corrigidos com elásticos

- Casos de tração lateral da língua

- Casos graves de mordida cruzada posterior

- Casos de disfunção da articulação temporomandibular

- Alguns casos de apneia do sono.

SUPORTES DE FRICÇÃO E AUTO-LIGAÇÃO

O atrito foi definido como "a força de resistência tangencial aos limites comuns entre dois corpos quando, sob a ação de uma força externa, um corpo se move ou tende a mover-se em relação à superfície do outro" (Kajdas et al., 1990).

Pode ser afetado por:

1. Cinemática das superfícies em contacto (ou seja, a direção e a amplitude do movimento relativo entre as superfícies em contacto);

2. Cargas e/ou deslocações aplicadas externamente (incluindo ligadura ortodôntica);

3. Condições ambientais, como a temperatura e os lubrificantes;

4. Topografia da superfície;

5. Propriedades dos materiais.

Pode ser dividido em atrito estático, que é a força necessária para iniciar o movimento do dente, e atrito cinético, a força que resiste ao movimento.[32] O coeficiente de atrito estático é sempre maior do que o atrito cinético. Em física, a força de atrito entre duas superfícies deslizantes é diretamente proporcional à força com que as superfícies são pressionadas uma contra a outra fr = u x F. O valor de u (o coeficiente de atrito) depende dos materiais que estão a deslizar e é apenas muito ligeiramente afetado por outros factores, como a velocidade ou as áreas de contacto entre as superfícies.[20]

Na mecânica ortodôntica de deslizamento, o atrito é determinado pelo tipo de fio do arco, pelo tipo de braquete e pelo método de ligadura. A força que pressiona o fio e as superfícies do braquete juntos (F) é determinada pela angulação entre o fio do arco e o slot do braquete, o tamanho do fio do arco e o método de ligadura.[20]

Uma investigação das forças de atrito na movimentação ortodôntica dos dentes foi conduzida por Andreasen e Quevedo.[7] Eles realizaram testes in vitro para quantificar a força de atrito gerada pelo movimento de um braquete edgewise ao longo de um fio de arco fixo. A angulação entre o slot do braquete e o fio do arco foi variada, assim como a dimensão dos fios do arco. Eles descobriram que quanto maior o fio do arco, e quanto maior a angulação entre o fio do arco e o braquete, maior o atrito. O seu teste mostrou que havia pouca diferença na fricção entre as amostras secas e as testadas com saliva como lubrificante.

Entre outras variáveis, o efeito da largura do braquete e da angulação do fio entre o braquete e a arcada foi estudado por Frank e Nikolai.[4] Numa dada angulação fixa do fio entre o braquete e a arcada, os braquetes mais largos produziam mais atrito do que os estreitos. À medida que as angulações eram aumentadas, ocorria a ligação entre o fio e o braquete, e essa variável se tornava o parâmetro de controle. Eles observaram que, clinicamente, o movimento dentário ocorre como uma série de passos curtos, em vez de um movimento contínuo e suave. Inicialmente, o atrito estático entre o fio do arco e o braquete deve ser superado para iniciar o movimento do dente. Enquanto o dente se movimenta, o atrito cinético ocorre quando a coroa do dente inclina-se na direção da força aplicada. Gradualmente, devido ao facto de a coroa se mover invariavelmente antes da raiz, surge um par entre o fio e o bracket; isto acaba por parar o movimento da coroa e actua para verticalizar a raiz. Após uma remodelação periodontal adicional ao longo da superfície da raiz, o ciclo continua.

O centro de resistência de um dente não está localizado ao longo do mesmo plano que o do braquete, onde a força é aplicada ao dente. Por esse motivo, a movimentação dentária é um processo complicado que envolve a inclinação da coroa, resultando na ocorrência de alguma angulação entre o slot do braquete e o fio do arco. A Tidy[56] procurou simular esta situação com um aparelho em que um braço elétrico era ligado ao bracket e vários pesos eram suspensos deste acessório. Isto, de facto, imitava a inclinação da coroa que ocorre durante o movimento clínico do dente. Tidy descobriu que o nitinol e o TMA (beta-titânio) produziam forças de fricção duas e cinco vezes maiores do que o aço inoxidável. Sob as suas condições de teste, a fricção era inversamente proporcional à largura do bracket; o fio do arco e a dimensão da ranhura tinham relativamente pouco efeito.

Garner, Allai e Moore também compararam as forças de fricção durante a retração simulada de caninos utilizando diferentes tipos de fios. Também eles encontraram uma força de fricção significativamente maior com o beta-titânio e o nitinol quando comparados com o aço inoxidável. Postularam que as diferenças na suavidade da superfície dos vários fios podem ser responsáveis pelas diferenças de fricção.[20]

Diferenças nas técnicas de ligadura e seus efeitos na fricção foram estudadas por Berger.[26] Para seus testes, os braquetes foram travados no lugar, de forma que o slot do braquete ficasse paralelo ao fio da arcada. Ele descobriu que os braquetes auto-ligados produziam menos atrito do que os braquetes elastoméricos ou com ligadura de aço.

O atrito entre o fio do arco e o braquete tem sido demonstrado como um fator importante na movimentação ortodôntica dos dentes. A rugosidade da superfície do fio do arco tem demonstrado ter um papel significativo na contribuição para a quantidade de atrito, assim como o desenho do braquete e a técnica de ligadura.[20] Atualmente, os brackets ortodônticos são fabricados a partir de vários tipos de materiais com diferentes graus de rugosidade.

Drescher et al. (1989)[7] calcularam, numa experiência in vitro, que o atrito é responsável por 60% da força necessária para produzir o movimento dentário em várias combinações de fios de braquetes. Além disso, concluíram que também deve ser levado em conta o aumento da resistência ao movimento oferecido pelo mau alinhamento do braquete, o torque ativo dentro do fio, o efeito de diferentes métodos de ligadura, e a resistência causada pela inclinação que ocorre durante o movimento corporal do dente associado ao contato de dois pontos entre o braquete e o fio. Existem poucos relatos na literatura que descrevem os efeitos da ligadura na resistência ao movimento em sistemas braquete/arco. Foi demonstrado que a ligadura elastomérica aumenta essa resistência em 50-175 g (Echols, 1975), embora isso não necessariamente aumente exponencialmente com o aumento das dimensões do fio do arco (Ireland et al., 1991). As ligaduras elastoméricas estão sujeitas a deformação permanente relacionada com o tempo e a rapidez com que são esticadas (Wong, 1976), e também se deterioram como resultado da hidrólise lenta do polímero de poliuretano em água e calor húmido (Young e Sandrik, 1979). As ligaduras de fio também produzem um efeito variável dependente do seu aperto. Andreasen e Quevedo (1970)[7] conceberam um método elaborado para assegurar uma carga consistente produzida por ligaduras de fio in vitro e no plano horizontal, mas este não é clinicamente aplicável.

Foram efectuados vários estudos invitro e invivo para avaliar a resistência ao atrito de diferentes braquetes autoligáveis. As investigações sobre o atrito podem ser divididas em quatro grupos principais, de acordo com o tipo de configuração utilizado:[32]

1. Os arcos deslizam através de planos de contacto, limitando os estudos apenas à influência dos materiais (Kusy e Whitley. 1989: Stannard et al 1986).

2. Arcos deslizando através de braquetes paralelos ao slot do braquete permitindo a análise da influência do material, desenho do braquete e dimensão do fio além do impacto da saliva e diferentes tipos de ligadura (Garneretal., 1986; Baker et aL, 1987; Angolkar et al., 1990; Berger, 1990; Kapila et al, 1990; Kusy e Whitley, 1990; Pratten Ct al, 1990; Kusy Ct al., 1991; Sims et al..1993; Downing et al, 1994, 1995; Saunders e Kusy. 1994; Shivapuja e Berger, 1994; Keith Ct al., 1994).

3. Arcos deslizando através de braquetes com diferentes angulações dc segunda e terceira ordem permitiram o estudo da influência da variação na configuração interbraquetes (Andreasen e Quevedo, 1970; Frank e Nikolai, 1980: Peterson et al., 1982; Prosoki et al., 1991; Sims et aL, 1994; Tselepis et al., 1994; Dc Francoetal., 1995).

4. Recentemente, estudos em que os braquetes submetidos a uma força foram autorizados a uma certa liberdade de inclinação, resultando num "retardamento" da força aplicada, tentaram simular o impacto da resistência biológica ao movimento dentário (Tidy, 1980; Drescher et al., 1989; Yamaguchi et al., 1996; Bednar et al., 1991; Ireland et al., 1991).

Jeffrey. L. Berger (1990)[26] realizou um estudo in vitro para comparar o nível de força necessário para mover diferentes fios de arco através de cinco braquetes diferentes, incluindo o braquete autoligado SPEED. Concluiu que foi observada uma redução altamente significativa no nível de força necessária para mover cada um dos quatro fios do arco a uma distância padrão através do braquete autoligado SPEED, quando comparado com o sistema de braquetes elastomérico e com o sistema de braquetes com ligadura de aço da empresa "A" e da American Orthodontics.

James R Bednar et al (1991) efectuaram um estudo in vitro para avaliar a resistência à fricção dos brackets GAC Allure, Ormco Mini Diamond e Orec SPEED. Concluíram que [20]

1. O tipo de material do braquete e a técnica de ligadura influenciaram significativamente o atrito.

2. Os braquetes ligeiramente atados com aço tiveram menos fricção do que os braquetes com ligaduras elastoméricas.

3. Para os brackets de aço Ormco, o atrito aumentou com o aumento do tamanho do fio. Para os brackets de cerâmica GAC, o atrito diminuiu com o aumento do tamanho do fio. Em geral, os brackets cerâmicos produziram mais atrito do que os brackets de aço.

4. Nas condições de teste utilizadas, em que o braquete se inclinou em relação ao fio do arco, os braquetes de aço Orec autoligados não demonstraram menor atrito do que os braquetes de aço Ormco com ligadura de aço ou elastomérica.

A.P.T Sims (1993)[2] efectuou um estudo in vitro para comparar o atrito entre os brackets Minitwin com ranhura de 0,022 x 0,028 polegadas, os brackets Ativa e os brackets SPEED. Também compararam dois métodos de ligação de brackets Minitwin com ligaduras elastoméricas de poliuretano. Os seus resultados mostraram uma redução significativa (P<0,01) na resistência à fricção dos braquetes Ativa em comparação com os braquetes SPEED por um fator de aproximadamente 15. Quando os brackets SPEED foram comparados com os brackets Minitwin, a redução da fricção foi de 50-70 por cento (P< 0.01). A colocação de braquetes elastoméricos em "figura de oito" aumentou o atrito por um fator de 70-220% em comparação com os braquetes elastoméricos convencionais (P<0,01). Os resultados indicam que os braquetes autoligáveis requerem menos força para produzir movimento dentário, porque aplicam menos contacto de fricção com o fio do que os braquetes siameses convencionalmente amarrados.

Prasanna Kumar Shivapuja e Jeff Berger (1994)[34] realizaram um estudo in vitro para comparar a resistência ao atrito entre o braquete duplo metálico padrão amarrado com tirante de aço, o braquete duplo metálico padrão amarrado com módulo elastomérico de poliuretano, o braquete Ativa, o braquete SPEED, o braquete cerâmico amarrado com tirante de aço, o braquete cerâmico amarrado com módulo elastomérico de poliuretano e os braquetes Edgelok. Os resultados da resistência estática demonstram que não há diferença estatística, p <0,05, nos valores de força para iniciar o movimento do fio para o Ativa, Edgelok, SPEED e braquete duplo com amarração metálica. No entanto, a variabilidade nos valores de força foi maior para o braquete duplo com braçadeira metálica. Para as medições da resistência de fricção dinâmica, o bracket metálico duplo com o tirante elastomérico e os brackets cerâmicos com o tirante metálico ou com o tirante elastomérico revelaram-se estatisticamente diferentes dos outros quatro grupos (1, III, IV, VII) a p <0,05. O braquete cerâmico com a braçadeira elastomérica (grupo VI) ofereceu a maior resistência ao movimento com um valor médio de 10,84 onças (308,15 gm). A utilização do módulo de potência elastomérico revelou um nível mais elevado de resistência média à fricção de 3,07 onças (87,26 gm) com o sistema de braquetes SPEED, quando comparado com o sistema de braquetes Ativa, que tinha um valor médio de 12,64 onças (35,91 gm) ou com o sistema de braquetes Edgelok, com um valor médio de 1,42 onças (40,40 gm).

A. P. T. Sims et al (1994)[2] efectuaram um estudo in vivo de braquetes Minitwin, Ativa e Standard Straight Wire com ranhuras de 0,022 x 0,028 polegadas para investigar o atrito quando foram aplicados valores conhecidos de ponta ou binário a fios de aço inoxidável de 0,018 x 0,025 polegadas. A resistência ao deslizamento do fio através dos braquetes ligados foi medida numa máquina de testes Instron montada verticalmente. Os resultados mostraram que os braquetes autoligados Ativa produziram consistentemente menos atrito do que os outros braquetes ligados convencionalmente. Os braquetes Minitwin foram ligeiramente mais resistentes ao movimento do que os braquetes Standard durante o torque, mas o inverso foi encontrado quando a ponta foi aplicada. O aumento da ponta e do torque (intervalos testados de 0-6 graus e 0-25 graus, respetivamente) produziu aumentos quase lineares no atrito para todos os braquetes, embora o aumento da ponta tenha tido o efeito mais profundo no atrito, particularmente nos braquetes Ativa.

G. E. Read-Ward et al (1997)[13] realizaram um estudo ex-vivo para comparar a resistência ao atrito estático de três braquetes autoligáveis com um braquete Ultratrimm convencional com ligadura de aço. Foram investigados os efeitos do tamanho do fio (0020, 0019 x 0025 e 0021 x 0025 polegadas), do braquete, da angulação do fio (0, 5 e 10 graus) e da presença de saliva humana não estimulada. O estudo demonstrou que tanto o aumento do tamanho do fio como a angulação do fio do braquete resultaram num aumento da resistência à fricção estática para todos os tipos de braquetes testados, com a presença de saliva a ter um efeito inconsistente. Mobil-Lock Variable slot teve o menor atrito para todos os fios para 0 graus de angulação. No entanto, com a introdução da angulação, os valores foram comparáveis aos dos outros brackets. Os braquetes Ativa apresentaram a segunda menor resistência ao atrito, embora tenham sido encontrados valores elevados com fios de 0019 x 0025 polegadas. Os brackets SPEED demonstraram forças baixas com fios redondos, embora com fios rectangulares ou na presença de angulação, o atrito tenha aumentado muito. Os braquetes Ultratrim produziram grande variação individual, confirmando a dificuldade em padronizar a força de ligadura, embora sob certas condições, forças de atrito significativamente maiores foram observadas, eles concluíram, braquetes autoligáveis mostraram resistência de atrito reduzida em comparação com braquetes ligados por aço apenas sob certas condições.

Luca Pizzoni et al (1998)[32] efectuaram um estudo para avaliar quatro tipos de brackets, dois brackets autoligáveis SPEED e Damon SL, e dois brackets com ligadura convencional. Os fios utilizados para o teste foram o aço inoxidável e o titânio beta em duas dimensões diferentes e em cinco angulações de segunda ordem diferentes. Os resultados mostraram que parece existir uma relação linear entre as forças de atrito e o aumento da angulação no caso dos braquetes convencionais, enquanto os autoligados se comportaram de forma diferente. Com um fio retangular, as forças de fricção observadas com os brackets autoligados aumentaram drasticamente quando a angulação foi de 9 e 12 graus. O impacto da dimensão do fio e da liga também foi altamente dependente do tipo de braquete. Em geral, os braquetes autoligáveis apresentaram menos atrito do que os braquetes convencionais. Com angulações nulas ou pequenas e com fios redondos, estes brackets demonstraram um atrito muito baixo em comparação com os brackets convencionais carregados com uma força normal. Em angulações maiores entre os braquetes e o fio, o braquete Speed apresentou um aumento significativamente maior no atrito do que os outros braquetes. Entre os braquetes convencionais, o braquete Dentaurum exerceu menos atrito do que o braquete A-Company da mesma dimensão. A dependência das forças de atrito em relação às angulações foi notável, indicando que o aumento das forças de atrito com o aumento das angulações foi mais pronunciado no caso dos fios de aço inoxidável do que no caso dos fios TMA. A dimensão também desempenhou um papel mais importante no caso do aço inoxidável do que no caso dos fios de TMA. Exceptuando a combinação de angulações de zero graus e fio retangular, em que o bracket Speed apresentou maior fricção, provavelmente relacionada com a sua menor dimensão horizontal e o desenho especial da mola, ambos os brackets autoligáveis foram superiores aos brackets convencionais. Os braquetes Damon SL da A-Company apresentaram ainda menos atrito do que o braquete Speed em relação a todos os tipos de fio.

Susan Thomas et al (1998)[40] realizaram um estudo in vitro para investigar as caraterísticas de fricção de dois tipos de braquetes autoligáveis (braquetes Damon SL e Adenta Time da "A" Company) e dois tipos de braquetes edgewise pré-ajustados (braquetes TP Tip-Edge e Standard-Twin da "A" Company). Foram utilizadas cinco combinações de tamanho e material do fio (titânio de níquel de 0,014 polegadas, aço inoxidável multistrand de 0,0175 polegadas, titânio de níquel de 0,016 x 0,022 polegadas, aço inoxidável de 0,016 x 0,022 polegadas e aço inoxidável de 0,019 x 0,025 polegadas). Os resultados revelaram que os brackets Damon demonstraram a menor fricção para todas as dimensões dos fios de teste, seguidos pelo bracket Time. Os brackets gémeos Standard da 'A' Company produziram o maior atrito com todas as dimensões de fio testadas, seguidos pelo bracket Tip- Edge.

Brian P. Loftus et al (1999)[3] efectuaram um estudo in vitro para medir a resistência à fricção de brackets de aço inoxidável convencionais e autoligáveis. Simularam o movimento deslizante do dente no seu modelo representativo da condição clínica. Não encontraram nenhuma diferença significativa entre os braquetes convencionais de aço inoxidável autoligáveis e os braquetes de cerâmica com slot de aço inoxidável.

Glenys A. Thorstenson e Robert P. Kusy (2001)[17] realizaram um estudo in vitro para comparar as propriedades de atrito de braquetes convencionais de aço inoxidável que foram acoplados a fios de arco retangulares de aço inoxidável e ligados com fios de ligadura de aço inoxidável e as propriedades de atrito de braquetes autoligáveis fechados (Damon) acoplados aos mesmos fios de arco em termos de angulação de segunda ordem. As lâminas desses braquetes autoligáveis restringiram passivamente os fios do arco dentro das ranhuras. Como controlo, foram medidas as propriedades de fricção dos brackets autoligáveis abertos, que foram ligados com fios de aço inoxidável. A resistência ao deslizamento dos braquetes convencionais e dos braquetes autoligáveis abertos foi medida em forças de ligadura que variaram de 200 a 600 cN e em ângulos de -9° a 9°. As resistências ao deslizamento dos braquetes autoligáveis fechados foram medidas nos mesmos ângulos, mas não foram aplicadas forças de ligadura externas. Na configuração passiva, os braquetes convencionais apresentaram resistência de atrito semelhante à dos braquetes autoligáveis abertos, enquanto os braquetes autoligáveis fechados não apresentaram atrito. Na configuração ativa, todos os braquetes apresentaram maior resistência ao deslizamento à medida que a angulação aumentava.

Em todos os ângulos, as resistências ao deslizamento dos braquetes autoligáveis fechados foram menores do que as dos braquetes convencionais, devido à ausência de uma força de ligadura quando o deslizamento restringiu o fio.

Glenys A. Thorstenson e Robert P. Kusy (2002)[16] realizaram um estudo in vitro para verificar o efeito do tamanho e do material do arco na resistência ao deslizamento de braquetes autoligáveis com angulação de segunda ordem no estado seco. Quatro desenhos de braquetes autoligáveis (Damon, In- ovation, SPEED, Time) foram acoplados a 5 tipos de fios de arco:

0,014 redondo de níquel-titânio austenítico, 0,016x0,022 retangular de níquel-titânio austenítico, 0,019x0,025 retangular de níquel-titânio austenítico, 0,019x0,025 retangular de níquel-titânio martensítico e 0,019x0,025 retangular de aço inoxidável. A resistência ao deslizamento (RS) de cada par de braquetes foi medida em ângulos de segunda ordem entre -9° e 9°. As distâncias interbraquetes de 8 e 18 mm entre o braquete de teste e os braquetes adjacentes imitaram o fechamento de uma extração de pré-molar. Quando existe folga, a RS é insignificante para os braquetes autoligáveis com lâminas acopladas a qualquer tamanho de fio, bem como para os com clipes quando acoplados a fios que não contactam com o clipe. Quando o fio atinge um determinado tamanho e entra em contacto com o clip, a RS depende do tamanho do fio, do desenho do bracket e dos materiais do par. Quando acoplados ao fio 0,016 x 0,022, os braquetes com clipes aplicaram forças normais que variaram de um mínimo de 5,6 centi Newtons (cN) (1 cN = 1 g) a um máximo de 230 cN. Quando a folga desaparece, a RS aumenta proporcionalmente com o ângulo de segunda ordem. Os fios de aço inoxidável 0,019 x 0,025, que eram os mais rígidos, aumentaram a taxas entre 75 e 84 cN/grau; os fios redondos de níquel-titânio austenítico 0,014, que eram os menos rígidos, aumentaram a taxas de 2,6 a 5,4 cN/grau.

Vittorio Cacciafesta et al (2003)[41] no seu estudo in vitro mediram e compararam o nível de resistência ao atrito gerado entre os braquetes autoligáveis de aço inoxidável (Damon SL II, SDS Ormco, Glendora, Califórnia), os braquetes autoligáveis de policarbonato (Oyster, Gestenco International, Gotemburgo, Suécia) e os braquetes convencionais de aço inoxidável (Victory Series, 3M Unitek, Monrovia, Califórnia), e 3 ligas diferentes de fios ortodônticos: aço inoxidável (Stainless Steel, SDS Ormco), níquel-titânio (Ni-Ti, SDS Ormco), e beta-titânio (TMA, SOS Ormco).

Os braquetes autoligáveis de aço inoxidável geraram forças de fricção estáticas e cinéticas significativamente mais baixas do que os braquetes autoligáveis convencionais de aço inoxidável e de policarbonato, que não apresentaram diferenças significativas entre si.

Khambay B et al (2004)[43] avaliou o efeito dos métodos de ligadura na resistência friccional comparando os fios SS & TMA em Damon 2 & braquete pré-ajustado convencional. Mas o resultado não mostra um padrão consistente nas forças de fricção. Assim, o autor defende a utilização de SLB passivo para quase eliminar o atrito.

Chin-Liang Yeh et al (2007)[87] realizaram um estudo para avaliar a resistência à fricção de brackets com ligadura passiva e para comparar estes valores com os controlos correspondentes. Foram utilizados dois braquetes autoligáveis passivos (Damon SL II, SmartClip) e um novo braquete com ligadura elástica passiva (Synerg). Os braquetes foram acoplados a 3 fios de níquel-titânio (0,014" redondo, 0,016*0,022", 0,019*0,025") numa arcada ideal simulada, introduzindo rotações de primeira ordem de 3° e 6°, intrusões de segunda ordem de 0,5 e 1,0 mm e uma inclinação da coroa vestibular de terceira ordem de 3°. As dimensões dos braquetes foram medidas com micrografias electrónicas de varrimento. Os resultados das forças de tração máximas iniciais (IMDF) foram analisados através de testes ANOVA de duas vias e ANOVA de uma via. Não foram encontradas diferenças significativas entre os braquetes quando a ligação ocorreu em distâncias de segunda ordem. Num alinhamento ideal do arco, os braquetes com maior lúmen de ranhura têm menor resistência ao atrito. O controlo rotacional de primeira ordem foi influenciado pela profundidade do slot, largura do braquete e cobertura vestibular dos braquetes com o mesmo fio. Quando um mecanismo de deslizamento foi usado com uma mudança de inclinação de terceira ordem, os braquetes com ângulos de contacto críticos de terceira ordem menores tiveram maior resistência ao atrito.

Franchi (2008)[84] **&** amigos realizaram um estudo para avaliar as forças de atrito geradas por 4 tipos de braquetes autoligáveis passivos de aço inoxidável (SLBs) e por ligaduras elastoméricas não convencionais (NCEL) e ligaduras elastoméricas convencionais (CEL) durante a mecânica de deslizamento, e concluíram que os SLBs e as NCEL são alternativas válidas para baixo atrito durante a mecânica de deslizamento.

Pandis et al (2008)[83] realizaram uma pesquisa para avaliar comparativamente as forças geradas pelos sistemas de braquetes convencionais e autoligáveis durante a fase de nivelamento e alinhamento tardio, especificamente para o movimento de primeira e segunda ordem. Concluíram que as forças geradas pelas correções de primeira e segunda ordem nos aparelhos autoligáveis não apresentam um padrão consistente e dependem do fio, da direção do movimento e do desenho do componente de ligadura.

Tae-Kyung Kim & colaboradores (2008)[80] compararam a força de atrito (FF) gerada por várias combinações de tipos de braquetes autoligáveis (SLB), tamanhos de arcos e tipos de ligas, e a quantidade de deslocamento durante a fase inicial de nivelamento do tratamento ortodôntico, utilizando um sistema tipodôntico personalizado. Os resultados sugerem que as combinações de SLB passivos e arco A-Ni-Ti durante a fase inicial de nivelamento podem produzir menor FF do que outras combinações de SLB e arco in vitro.

Ehsani et al (2009) realizaram recentemente uma pesquisa sistemática informatizada de bases de dados electrónicas em[81] para comparar a quantidade de resistência de fricção expressa entre os brackets ortodônticos autoligáveis e os brackets ligados convencionalmente in vitro, tal como referido na literatura. Este estudo realmente informativo apresenta a seguinte conclusão:

- Em comparação com os brackets convencionais, os brackets SL mantêm uma fricção mais baixa quando acoplados a pequenos fios de arco redondos na ausência de inclinação e/ou torque num arco idealmente alinhado.
- Não há provas suficientes para afirmar que, com fios rectangulares grandes, na presença de inclinação e/ou torque e em arcadas com má oclusão considerável, os brackets SL produzem menor atrito em comparação com os brackets convencionais.
- A maioria dos estudos avaliados concordou que o atrito dos braquetes autoligados e convencionais aumentava com o aumento do tamanho do fio.

BRAQUETES LINGUAIS AUTO-LIGÁVEIS

O uso de braquetes autoligáveis na ortodontia lingual foi apresentado pela primeira vez por Neumann e Holtgrave,[63] , que sugeriram o uso de braquetes labiais autoligáveis SPEED (Strite Industries Ltd) para aplicação na técnica lingual. Ele utilizou braquetes labiais dos incisivos superiores invertidos para colagem lingual nos bicúspides e para colagem na lingual dos incisivos utilizou braquetes linguais Ormco Geração 7, uma vez que os braquetes labiais SPEED não podiam ser adaptados à superfície lingual, a menos que fosse adicionada uma almofada de resina personalizada muito espessa. Esta combinação não foi capaz de oferecer os benefícios dos braquetes autoligáveis especificamente concebidos, tais como uma melhor higiene, menos tempo de cadeira e menos fricção.[61]

A técnica lingual apresenta dificuldades particulares quando comparada com a técnica labial. Os braquetes autoligáveis têm benefícios importantes que podem superar essas dificuldades, melhorar o desempenho do aparelho lingual e contribuir para a eficiência do tratamento ortodôntico lingual.[55, 60]

BRAQUETES LINGUAIS AUTOLIGÁVEIS PHILIPPE 2D

(Forestadent Bernhard Foerster GmbH, Fig. 65), que proporcionam um controlo bidimensional, foram sugeridos para **a** correção de más oclusões simples, tais como pequenos apinhamentos ou espaçamentos com a técnica lingual. [1] Estes brackets não têm ranhura; incluem pequenas asas soldadas à base dos brackets. As asas são utilizadas para fixar o fio à base do bracket. As asas são fechadas, ou empurradas contra a base dos braquetes com um alicate Weingart[1] para segurar o fio, e podem ser abertas para substituição do fio, usando uma espátula fina colocada entre as asas e a base do braquete.

Estes brackets são confortáveis para o paciente, uma vez que têm um perfil baixo. Estão disponíveis quatro tipos de brackets Philippe: um gémeo médio standard (regularmente utilizado para a técnica lingual), um bracket estreito de asa única para incisivos inferiores, um gémeo grande e um bracket de três asas para fixação de elásticos intermaxilares. Os brackets autoligáveis Philippe podem ser colocados diretamente intra-oralmente ou preparados para colagem indireta no modelo de má oclusão. A principal vantagem dos brackets Philippe é o seu baixo perfil e o seu conforto para os pacientes. São adequados para casos simples que não requerem controlo tridimensional, uma vez que não têm ranhura.[66]

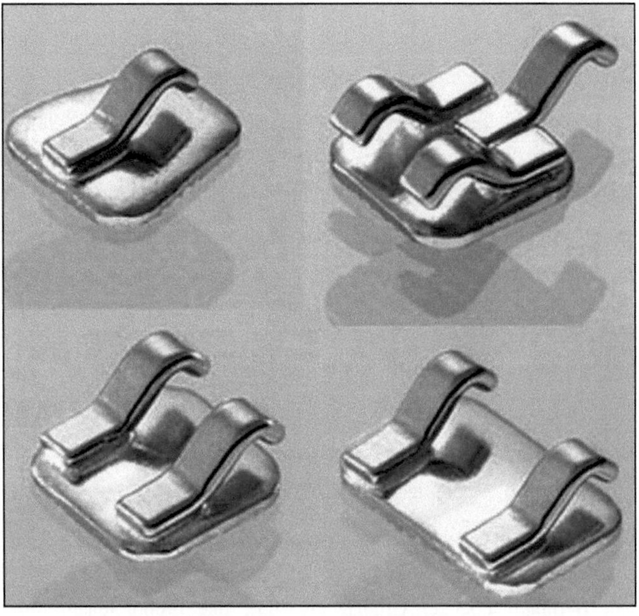

Fig. 65: Braquetes linguais autoligáveis Philippe 2D. Estão disponíveis quatro tipos de brackets: um twin médio standard (regularmente utilizado para a técnica lingual), um bracket estreito de asa única para incisivos inferiores, um twin grande e um bracket de três asas para fixação de elástico intermaxilar.

A PRÓTESE AUTOLIGADA FORESTADENT 3D TORQUE-LINGUAL

Os brackets têm um desenho plano semelhante ao dos brackets autoligáveis Philippe 2D, mas têm uma ranhura vertical para controlo tridimensional. A abertura vertical da ranhura permite uma inserção rápida e fácil do fio (Fig. 66). O fio é utilizado como um arco de fita, com a extremidade mais larga do fio encostada à superfície do dente; por conseguinte, a dimensão da ranhura vestibular é mais pequena do que a dimensão da ranhura oclusogengival e o bracket é relativamente plano, com um perfil baixo. O perfil baixo dos braquetes melhora o conforto do paciente e resolve um dos principais problemas da técnica lingual. O fio é fixado no slot por pequenas asas que podem ser empurradas ou abertas como as asas dos braquetes linguais autoligáveis Philippe 2D. Empurrando as asas contra a base do braquete, e sobre o fio com o alicate Weingart, o fio é fixado no slot. Uma espátula fina colocada entre as asas e a base do braquete é usada para abrir o braquete para a substituição do fio.[63] Os braquetes são desenhados com 45° de torque para todos os incisivos superiores e inferiores, e com 0° de torque para todos os bicúspides e molares. A prescrição e adaptação individual da base do braquete para cada dente, para cada caso, de acordo com os requisitos do ortodontista, é feita no laboratório através de uma técnica de posicionamento indireto de braquetes baseada numa configuração lingual e num posicionador de braquetes, utilizando gabaritos especialmente concebidos para segurar os braquetes.

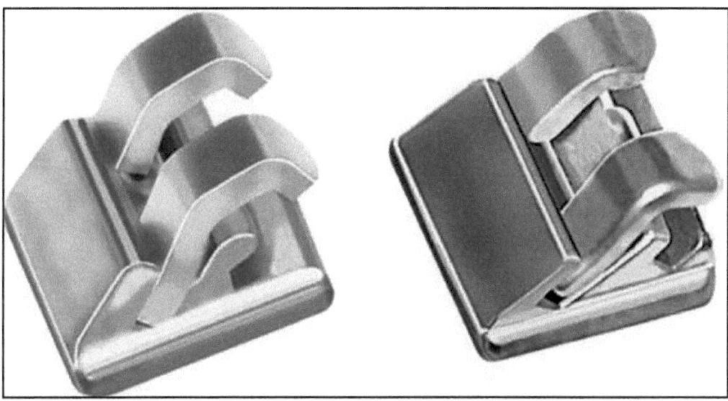

Fig. 66: Os braquetes autoligáveis Forestadent 3D Torque-Lingual têm um desenho semelhante ao dos braquetes autoligáveis Philippe 2D, mas têm uma ranhura vertical para uma inserção rápida e fácil do fio

O SUPORTE **LINGUAL ADENTA EVOLUTION**

(Adenta GmbH, Fig. 67) é concebido como um bracket de uma só peça com um clip que abre no bordo incisal e permite a inserção do fio a partir da direção oclusal. O clipe também pode servir como uma placa de mordida e, consequentemente, pressiona o fio mais para dentro do slot ao morder.[55, 59,60.]

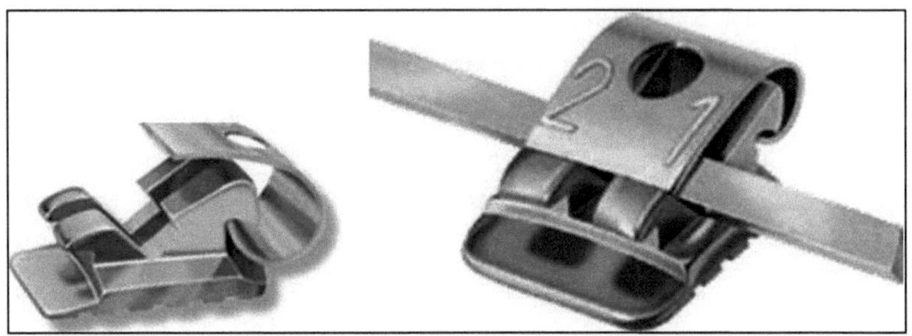

Fig 67: Suportes de evolução

Dr. Hatto Loidl, um ortodontista de Berlim, Alemanha, e o Sr. Claus

Schendell, proprietário e engenheiro da adenta GmbH, conceberam em conjunto um novo bracket lingual autoligável e um sistema HIRO modificado, denominado sistema de bracket Evolution sit. Eliminando as desvantagens dos antigos sistemas linguais, e produzindo uma técnica lingual com tampas de transferência individuais, que pode ser fabricada facilmente sem a utilização de equipamento dispendioso, utilizando a tecnologia Smart Jig. O Smart Jig elimina a necessidade de moldeiras de ligação indireta e simplifica o sistema de técnica lingual. Combinado com as eliminações de auto-ligação do bracket Evolution SLT, este novo sistema de brackets está a dar início à próxima evolução na ortodontia lingual. O bracket Evolution pode ser aberto e fechado com um scaler modificado, ou com um instrumento de abertura especialmente fabricado, disponível na Adenta.[55]

O Smart Jig foi concebido especificamente para ser utilizado em conjunto com o Braquete Lingual Autoligável Evolution, simplificando a remoção da tampa de transferência personalizada após a colagem.[59] Com o sistema antigo, é utilizada uma remoção demorada com uma broca redonda de aço inoxidável de baixo fio para cortar o núcleo na base do bracket. Com o Smart Jig, este dispositivo simples é utilizado para ligar o núcleo e o bracket. Basta remover a braçadeira de ligadura e o Smart Jig desliga-se do suporte, levando consigo a tampa de transferência.[65] Este dispositivo reduz o tempo de cadeira e simplifica a técnica lingual durante a fase de ligação

CONCLUSÃO

Todos os braquetes autoligáveis, quer sejam activos ou passivos, utilizam a quarta parede móvel do braquete para converter a ranhura num tubo. Numerosos estudos demonstraram uma diminuição drástica no atrito dos braquetes autoligáveis, em comparação com os designs de braquetes convencionais. Esta redução na fricção pode ajudar a encurtar o tempo total de tratamento, especialmente em casos de extração em que a translação do dente é conseguida por mecânica de deslizamento. Vários autores indicaram que o uso de braquetes autoligáveis pode reduzir o tempo de tratamento em cerca de quatro meses e economizar um tempo significativo na troca de arcos. Estes factores contribuem para uma poupança de custos considerável.

A lesão percutânea do dedo indicador ou do polegar durante a troca de fios é responsável por 57,9% de todas as lesões clínicas sofridas por ortodontistas,[53] com uma incidência semelhante relatada por assistentes de ortodontia e higienistas. A autoligadura reduz o risco de tais lesões e a potencial transmissão do VHB, VHC ou VIH, tanto para o ortodontista como para o pessoal. Também protege o paciente de lacerações dos tecidos moles e de possíveis infecções causadas pelas extremidades cortadas das ligaduras de aço. As ligaduras de elastómero não só apresentam uma rápida taxa de cárie e deformação, como também estão frequentemente associadas a uma má higiene oral. Com a eliminação das ligaduras (bem como das asas de amarração e outros tipos de armadilhas de alimentos em alguns modelos), os aparelhos autoligáveis podem melhorar significativamente a higiene de todos os pacientes.

Os braquetes autoligáveis também podem ser superiores aos aparelhos convencionais no tratamento de pacientes com complicações, como hemofilia,[54] tecido gengival inchado devido à respiração bucal persistente ou ao uso de Accutane para tratamento da acne, e tecido periodontalmente comprometido.[22] Além disso, a facilidade de remoção e encaixe do fio permite que os sistemas livres de ligaduras sejam classificados como ortodontia "a duas mãos", ao invés da técnica "a quatro mãos".

À medida que mais clínicas ortodônticas adotam o conceito de autoligadura, está se tornando evidente que as ligaduras de aço inoxidável e elastoméricas serão, eventualmente, tão ultrapassadas quanto as ligaduras completas são hoje. Considerando as vantagens dos braquetes autoligáveis para o clínico, a equipe e o paciente, eles podem muito bem se tornar os sistemas de aparelhos "convencionais" do século 21.

BIBLIOGRAFIA

1. Turnbull NR, Birnie DJ. Eficiência de tratamento de braquetes convencionais vs autoligáveis: efeitos do tamanho e material do fio. Am J OrthodDentofacialOrthop 2007;131:395-9.
2. Stolzenberg J 1935: O acessório Russell e as suas vantagens melhoradas. Int J Orthod Dent Child 21:837-840
3. Pandis, N.; Nasika, M.; Polychronopoulou, A. &Eliades, T. (2007F). Reabsorção radicular apical externa em pacientes tratados com braquetes convencionais e autoligáveis. American Journal of Orthodontics and Dentofacial Orthopedics, Vol. 134, No. 5, pp. 646 -651.
4. Di Biase AT, Nasr IH, Scott P, Cobourne MT. Duração do tratamento e resultados oclusais utilizando os sistemas de braquetes ortodônticos Damon3 autoligados e convencionais em pacientes com extração: um ensaio clínico prospetivo e aleatório. Am J OrthodDentofacialOrthop
5. Harradine NW. Os suportes autoligáveis aumentam a eficiência do tratamento. Am J OrthodDentofacialOrthop 2013;143:9-10. Jiang RP, Fu MK. Tratamento sem extração com brackets autoligáveis e convencionais. Zhonghua Kou Qiang Yi XueZaZhi 2008;43:459-463
6. Damon DHC , Clin Orthod Res. 1998 Aug;1(1):52-61.A fundamentação, evolução e aplicação clínica do braquete autoligado
7. . Eberting JJ, Straja SR, Tuncay OC. Tempo de tratamento, resultado e satisfação do paciente, comparações entre braquetes Damon e convencionais. ClinOrthod Res 2001;4:228-3
8. Harradine, N. W. (2001). Braquetes autoligáveis e eficiência do tratamento.ClinOrthod Res,Vol. 4, No. 4, pp. 220-227
9. C.Hamilton,.Kevin murray, Goonawardane - Comparação entre braquetes autoligáveis activos e braquetes pré-ajustados convencionais - Australian Orthodontic Journal Volume 24 No. 2 novembro 2008
10. DiBiase -Duração do tratamento e resultado oclusal usando sistemas de braquetes ortodônticos convencionais e autoligados Damon3 em pacientes com extração: Um ensaio clínico prospetivo randomizado Andrew T. Inas H. Nasr Paul Scott Martyn T. CobourneAmerican journal of orthodontics 2011

11. Pandis N, Strigou S, Eliades T. Torque do incisivo superior e eficiência do alinhamento com braquetes convencionais e autoligáveis: um ensaio clínico prospetivo. Orthod Craniofac Res. 2009;9:193-198
12. . Sims AP, Waters NE, Birnie DJ, Pethybridge RJ. Uma comparação das forças necessárias para produzir movimento dentário in vitro usando dois braquetes autoligáveis e um braquete pré-ajustado empregado em dois tipos de ligadura. Eur J Orthod 1993;15:377-85.
13. Menendez M, Alarcon JA, Travesi A, Palma JC. Avaliação das mudanças na largura e forma do arco dentário após o tratamento ortodôntico com o sistema Damon. Actas da Conferência Internacional de Ortodontia; 2005; Paris. Chicago: Quintessence; 2005.p. 445
14. Steven D. Marshall. Self-ligating bracket claims, American Journal of Orthodontics &Dentofacial Orthopedics, Volume 138, Edição 2, Páginas 128-131, agosto de 2010
15. Chimenti C, Festa F. Alterações na largura da arcada maxilar durante o tratamento ortodôntico com aparelhos fixos autoligáveis e aparelhos tradicionais de fio reto. World J Orthod. 2009;10:290-294. 7. Jiang RP, Fu MK.
16. R, Miles BeGole E, Kusnoto B, Galang MT, Obrez A. Avaliação da posição dos incisivos e das alterações dimensionais transversais dentárias utilizando o sistema Damon. Angle Orthod. 2011;81:647-652. 6. Tecco S, Tete S, Perillo
17. Um ensaio clínico de Damon 2™ versus brackets duplos convencionais durante o alinhamento inicial Peter G. Miles, Robert J. Weyantb , e Luis Rustveld Angle Orthodontist 2005
18. Shivapuja PK, Berger J. Um estudo comparativo dos sistemas de braquetes de ligadura convencional e de ligadura automática. Am J OrthodDentofacialOrthop 1994;106:472-80
19. Damon DHC , Clin Orthod Res. 1998 Aug;1(1):52-61.A fundamentação, evolução e aplicação clínica do braquete autoligado
20. Harradine NW. A história e o desenvolvimento dos brackets autoligáveis. Seminários em Ortodontia 2008;14:5
21. Fleming PS, Johal A, (2010). Braquetes autoligáveis em ortodontia. Uma revisão sistemática. Angle Orthod, 80(3): 575-584
22. Ward G. Fauchard's influence on orthodontic technics (A influência de Fauchard na técnica ortodôntica). J Am Dent Assoc 1964;69:695-696

23. Damon DH. O bracket de baixo atrito Damon: um sistema de fio reto biologicamente compatível. J Clin Orthod 1998;32(11):670-680
24. Harradine NW. Braquetes autoligáveis: onde estamos agora? J Orthod 2003;30(3):262-273
25. Harradine NW. Braquetes autoligáveis: onde estamos agora? J Orthod 2003;30(3):262-273
26. Pandis N, Strigou S, Eliades T. Torque do incisivo superior com braquetes convencionais e autoligáveis: um ensaio clínico prospetivo. Orthod Craniofac Res 2006;9(4):193-198
27. Sonnenberg B, Göz G. Die Entwicklung der festsitzenden Apparatur. Teil 1 - Historischer Überblick 1728-1878. zm 2002;92(12):80-82
28. Thorstenson GA, Kusy RP. Comparação da resistência ao deslizamento entre diferentes braquetes autoligáveis com angulação de segunda ordem nos estados seco e com saliva. Am J Orthod Dentofacial Orthop 2002;121(5):472-482
29. Byloff FK. Sistema Speed - Uma filosofia de tratamento com braquetes autoligáveis. Inf Orthod Kieferorthop 2003;35:45-53
30. Harradine NWT. Braquetes autoligáveis e eficiência do tratamento. Clin Orthod Res 2001;4:220-227
31. Stolzenberg J. O acessório Russell e as suas vantagens melhoradas. Int J Orthod Dent Children 1935;9:837-840
32. Gottlieb EL, Wildman AJ, Hice TL, Lang HM, Lee IF, Strauch EC Jr. O suporte Edgelok. J Clin Orthod 1972;6(11):613-623, passim
33. Gottlieb EL, Wildman AJ, Hice TL, Lang HM, Lee IF, Strauch EC Jr. O suporte Edgelok. J Clin Orthod 1972;6(11):613-623, passim
34. Voudouris JC, Kuftinec MM, Bantleon H-P, et al. Selbstligierende Twin-Brackets (Teil I) - Ist weniger mehr? Inf Orthod Kieferorthop 2003;35:13-18
35. Sergl HG. Festsitzende Apparaturen in der Kieferorthopädie. Munique: Hanser Verlag; 1990:73-75
36. Hanson GH. O sistema SPEED: um relatório sobre o desenvolvimento de um novo aparelho edgewise. Am J Orthod 1980;78(3):243-265
37. Schoebel H, Thedens K. Das Damon-System. Apresentação da técnica em ligação com um relatório do paciente. Kieferorthopädie 2007;21(3):191–202
38. Bock F, Goldbecher H, Stolze A. Klinische Erfahrungen mit verschiedenen selbstligierenden Bracketsystemen. Kieferorthopädie 2007;21(3):157–167

39. Jeffrey L Berger, Windsor: A influência do design autoligado do braquete SPEED nos níveis de força na movimentação dentária. Am J Orthod Dentofacial Orthop 1990;

40. Prasanna Kumar Shivapuja, Jeff Berger: Um estudo comparativo dos sistemas de braquetes de ligadura convencional e de ligadura automática. Am J Orthod DentofacialOrthop 1994;

41. Rupali Kapur, Pramod K Sinha, Ram S Nanda: Resistência ao atrito do braquete Damon SL. J Clin Orthod 1998; 32: 485-489

42. Susan Thomas, Martyn Sherriff e David Birnie. A. Estudo comparativo in vitro das caraterísticas de fricção de dois tipos de braquetes autoligáveis e de dois tipos de braquetes pré-ajustados edgewise amarrados com ligadura elastomérica. Eur J Orthod 1998; 20: 589- 596.

43. John C Voudouris: Mecanismos edgewise interactivos: comparação da forma e função com brackets edgewise convencionais. Am J Orthod Dentofacial Orthop 1997; 111: 119-40.

44. L Pizzoni, G Ravnholt e B Melsen: Forças de fricção relacionadas com braquetes seifligantes. Eur J Orthod 1998; 20: 283-291

45. Harradine NWT: Braquetes autoligáveis: onde estamos agora? J Orthod 30:262-273, 2003

46. Brian P. Loftus, Jon Artun, Jack I. Nicholls, Todd A. Alonzo e Julie A. Stoner. Avaliação do atrito durante o movimento deslizante do dente em várias combinações de braquetes e fios. Am J Orthod Dentofacial Othop 1999; 116: 336-345.

47. G E Readward, S P Jones, E H Davies: A comparison of self-ligating and convenLional orthodontic bracket systems. Br J Orthod 1997; 24:309-3 17.

48. Glenys A Thorstenson, Robert P Kusy: Resistência ao deslizamento de braquetes autoligáveis versus braquetes duplos de aço inoxidável convencionais com angulações de segunda ordem nos estados seco e húmido (saliva). Am J Orthod Dentofacial Orthop 2001; 120:361-370

49. Charles. J. Burstone: Ortodontia de módulo variável. Am J Orthod 1981 julho 1-16.

50. Dieter Drcscher, Christoph Bourauel e Hans-Albert Schumacher:

51. Taloumis LJ, Smith TM, Hondrum SO, Lorton L. Decaimento da força e deformação de ligaduras elastoméricas ortodônticas. *Am J Orthod Dentofac Orthop* 1997; **111**: 1-11.
52. Pilon JGM, Kuijpers-Jagtman AM, Maltha JC: Magnitude das forças ortodônticas e taxa de movimentação dentária corporal: Um estudo experimental. Am J Orthod Dentofacial Orthop 110:16-23, 1996
53. Koenig HA, Burstone CJ: Sistemas de forças de um arco ideal - considerações sobre grandes deflexões. Angle Orthod 59: 11-16, 1989
54. Rolf Maijer, Dennis C. Smith: Economia de tempo com braquetes autoligáveis. J Clin Orthod 1990; 24: 29-31.
55. Jeffrey L Berger: Substituição do grampo de mola no aparelho SPEED. J Clin Orthod 1994; 28: 583-586.
56. Harradine NWT: Braquetes autoligáveis e eficiência do tratamento. Clin Orthod Res 4:220-227, 2001
57. Khambay B, Millett D: Avaliação dos métodos de ligadura de arcos na resistência ao atrito. Eu J Orthod: 26; 327 - 332, 2004
58. A Thorstenson, Robert P Kusy: Comparação da resistência ao deslizamento entre diferentes braquetes autoligáveis com angulações de segunda ordem nos estados de saliva seca e húmida. Am J Orthod Dentofacial Orthop 2002; 121:472-482
59. Tidy DC: Frictional forces in fixed appliances (Forças de fricção em aparelhos fixos); AJODO, 1989; 96: 249-54
60. L Pizzoni, G Ravnholt e B Melsen: Forças de fricção relacionadas com braquetes seifligantes. Eur J Orthod 1998; 20: 283-291.
61. White C,: Win-win staff compensation, J. Clin. Orthod, 29; 577-578,1995.
62. Cehreli ZC, Kecik D, Kocadereli I. Efeito do primário autocondicionante e das formulações adesivas na resistência ao cisalhamento dos brackets ortodônticos. Am J Orthod Dentofacial Orthop 2005;127(5):573-579, quiz 625-626
63. Holzmeier M, Schaubmayr M, Dasch W, Hirschfelder U.Anew generation of self-etching adhesives: comparison with traditional acid etch technique. J Orofac Orthop 2008;69(2):78-93
64. Fritz UB, Diedrich P, Finger WJ. Primers autocondicionantes - uma alternativa à técnica convencional de condicionamento ácido? J Orofac Orthop 2001;62(3):238-245

65. Azezullah F, Glasl B, Ludwig B, Kopp P. Estudo experimental da estabilidade adesiva de brackets estéticos na descolagem. Poster apresentado no 83º Congresso da Sociedade Europeia de Ortodontia, Berlim, 11-17 de junho de 2007
66. Amm EW, Hardan LS. BouSerhal JP, Glasl B, Ludwig B. Resistência ao cisalhamento de brackets ortodônticos colados com primário autocondicionante em esmalte humano intacto e pré-condicionado. J Orofac Orthop 2008;69(5):383-39
67. Attar N, Taner TU, Tülümen E, Korkmaz Y. Resistência ao cisalhamento de braquetes ortodônticos colados com sistemas convencionais versus sistemas autocondicionantes/adesivos de um e dois passos. Angle Orthod 2007;77(3): 518-523
68. Arhun N, Arman A, Sesen C, Karabulut E, Korkmaz Y, Gokalp S. Resistência ao cisalhamento de braquetes ortodônticos com 3 adesivos autocondicionantes. Am J Orthod Dentofacial Orthop 2006;129(4): 547-550
69. Cal-Neto JP, Carvalho F, Almeida RC, Miguel JA. Avaliação de um novo primer autocondicionante na resistência de união de braquetes in vitro. Angle Orthod 2006;76(3):466-469
70. Cehreli ZC, Kecik D, Kocadereli I. Efeito do primário autocondicionante e das formulações adesivas na resistência ao cisalhamento dos brackets ortodônticos. Am J Orthod Dentofacial Orthop 2005;127(5):573-579, quiz 625-626
71. Vicente A, Bravo LA, Romero M, Ortíz AJ, Canteras M. Resistência ao cisalhamento de braquetes ortodônticos colados com primers autocondicionantes. Am J Dent 2005;18(4):25
72. Fuck LM, Wilmes B, Gürler G, Hönscheid R, Drescher D. Friktionsverhalten selbstligierender und konventioneller Bracketsysteme. Inf Orthod Kieferorthop 2007;39:6-17
73. Drescher D, Bourauel C, Schumacher HA. A perda de força por fricção na movimentação dentária guiada pela arcada. [Artigo em alemão] Fortschr Kieferorthop 1990;51:99-105
74. Drescher D, Bourauel C, Schumacher HA. Forças de fricção entre o braquete e o fio do arco. Am J Orthod Dentofacial Orthop 1989;96(5):397-404

75. Bourauel C, Husmann P, Höse N, Keilig L, Jäger A. Die Friktion bei der bogengeführten Zahnbewegung-eine Übersicht. Inf Orthod Kieferorthop 2007;39:18-26

76. Tecco S, Festa F, Caputi S, Traini T, Di Iorio D, D'Attilio M. Atrito de braquetes convencionais e autoligados usando um modelo de 10 braquetes. Angle Orthod 2005;75(6):1041-1045

77. Drescher D, Bourauel C, Thier M. Aplicação do sistema de medição e simulação ortodôntica (OMSS) em ortodontia. Eur J Orthod 1991;13(3):169-178

78. Fuck LM, Drescher D. Sistemas de força na fase inicial do tratamento ortodôntico - uma comparação de diferentes arcos de nivelamento. J Orofac Orthop 2006;67(1):6-18

79. Reicheneder CA, Baumert U, Gedrange T, Proff P, Faltermeier A, Muessig D. Propriedades de fricção de brackets estéticos. Eur J Orthod 2007;29(4):359-365

80. Bourauel C, Höse N, Keilig L, Reimann S, Rahimi A, Jäger A. Friktionsverhalten und Nivellierungseffektivität selbstligierender Bracketsysteme. Kieferorthopädie 2007;21:169–179

81. Pandis N, Bourauel C, Eliades T. Alterações na rigidez do mecanismo de ligação em brackets autoligáveis activos recuperados. Am J Orthod Dentofacial Orthop 2007;132(6):834-837

82. Rosentritt M, Leibrock A, Lang R, Behr M, Scharnagl P, Handel G. Regensburger Kausimulator - Apparatur zur Simulation des Kauorgans. Materialprüfung 1997;39:77-80

83. Hanson H. O sistema SPEED: um relatório sobre o desenvolvimento de um novo aparelho edgewise. Am J Orthod Dentofac Orthop 1980; 78: 243-265

84. Damon DH. O braquete de baixa fricção Damon: um sistema de fio reto biologicamente compatível. J Clin Orthod 1998; 32: 670-680

85. Voudouris JC, Kufttinec MM. Excelência e eficiência: auto-ligadura interactiva de gémeos. Toronto: Selfligating Technology Publications, 2006

86. Shivapuja PK, Berger J. Um estudo comparativo dos sistemas de braquetes de ligadura convencional e de ligadura automática. Am J Orthod Dentofac Orthop 1994; 106: 472-480

87. Harradine NW. Braquetes autoligáveis: onde estamos agora? J Orthod 2003; 30: 262-273

88. Drenker E. Calculando as forças do fio contínuo. Angle Orthod 1998; 58: 59-70

89. Pandis N, Bourauel C, Eliades T. Alterações na rigidez do mecanismo de ligação em brackets autoligáveis activos recuperados. Am J Orthod Dentofac Orthop 2007;132: 834-837
90. Iwasaki LR, Beatty MW, Randall CJ, Nickel JC. Forças de ligação clínicas e fricção intra-oral durante o deslizamento num fio de aço inoxidável. Am J Orthod Dentofac Orthop 2003; 123: 408-415
91. Berger JL. A influência do design autoligável do braquete SPEED nos níveis de força no movimento dentário: um estudo comparativo in vitro. Am J Orthod Dentofac Orthop 1990; 97: 219-228
92. Berger JL. O aparelho SPEED: uma atualização dc 14 anos sobre este mecanismo ortodôntico autoligado único. Am J Orthod Dentofac Orthop 1994; 105: 217- 222
93. Bourauel C, Drescher D, Thier M. Um aparelho experimental para a simulação de movimentos tridimensionais em ortodontia. J Biomed Eng 1992; 14: 371-378
94. Pandis N, Eliades E, Bourauel C. Forças exercidas por braquetes convencionais e autoligáveis durante o nivelamento e alinhamento simulados. Eur J Orthod (no prelo)
95. Sander C, Sander FM, Sander FG. A derotação de pré-molares e caninos com elementos de NiTi. J Orofac Orthop 2006; 67: 117-126
96. Schudy GF, Schudy FF. Espaço intrabracket e distância interbracket: factores críticos na ortodontia clínica. Am J Orthod Dentofac Orthop 1989; 96: 281-294
97. Kasuya S, Nagasaka S, Hanyuada A, Ishimura S, Hirashita A. O efeito da ligação nas caraterísticas de carga-defl ecção do fio ortodôntico de níquel-titânio. Eur J Orthod 2007; 29: 578-582
98. Hemingway R, Williams RL, Hunt JA, Rudge SJ. A influência do tipo de braquete no fornecimento de força dos fios NiTi. Eur J Orthod 2001; 23: 233-241
99. Pandis N, Eliades E, Partowi S, Bourauel C. Forças exercidas por braquetes convencionais e autoligáveis durante a correção simulada de primeira e segunda ordem. Am J Orthod Dentofac Orthop 2008; 133: 738-742
100. Pandis N, Eliades E, Partowi S, Bourauel C. Momentos gerados durante a correção rotacional simulada com braquetes autoligáveis e convencionais. Angle Orthod 2008; 78: 1030-1034

101. Taloumis LJ, Smith TM, Hondrum SO, Lorton L. Decaimento da força e deformação de ligaduras elastoméricas ortodônticas. Am J Orthod Dentofac Orthop 1997; 111: 1-11

102. Bednar JR, Gruendeman GW. A influência do desenho do bracket na produção de momentos durante a rotação axial. Am J Orthod Dentofac Orthop 1993; 104: 254-261

103. Eliades T, Bourauel C. Envelhecimento intra-oral de materiais ortodônticos: a imagem que nos escapa e a sua relevância clínica. Am J Orthod Dentofac Orthop 2005; 127: 403-41

104. Geron S. Braquetes autoligáveis em ortodontia lingual. Semin Orthod 2008; 14: 64-72

105. Berger JL. O sistema SPEED: uma visão geral da conceção e do desempenho clínico. Semin Orthod 2008; 14: 54-63

106. Breuning H. Correção de uma má oclusão de classe III com mais de 20 mm de espaço para fechar no maxilar, utilizando mini-implantes para ancoragem extra. Am J Orthod Dentofac Orthop 2008; 133: 459-469

107. Southard TE, Marshall SD, Grosland NM. A fricção não aumenta a carga de ancoragem. Am J Orthod Dentofac Orthop 2006; 131: 412-414

108. Damon DH. Tratamento da face com ortodontia biocompatível. In: Graber TM, Vanarsdall RL, Vig KWL (eds) Orthodontics: Current Principles and Techniques. St Louis: Elsevier Mosby, 2005; 753-832

109. Robinson SN. Comunicação pessoal, 2008

110. Mavreas D. A autoligadura e o paciente periodontalmente comprometido: uma perspetiva diferente. Semin Orthod 2008; 14: 36-45

111. Berger J, Byloff FK. A eficiência clínica dos braquetes autoligados. J Clin Orthod 2001; 35: 304-308

112. Harradine NWT. Braquetes autoligáveis e eficiência do tratamento. Clin Orthod Res 2001; 4: 220-227

113. Turnbull NR, Birnie DJ. Eficiência de tratamento de braquetes convencionais vs autoligáveis: efeitos do tamanho do fio e do material. Am J Orthod Dentofac Orthop 2007; 131: 395-399

114. Işık F, Sayınsu K, Nalbantgil D, Arun T. Um estudo comparativo das larguras das arcadas dentárias: tratamento com extração e sem extração. Eur J Orthod 2005; 27: 585-589

115. Begole EA, Fox DL, Sadowsky C. Análise da alteração da forma da arcada com a expansão dos pré-molares. Am J Orthod Dentofac Orthop 1998; 113: 307-315

116. Alpern MC. Ganhar controlo com a auto-ligação. Semin Orthod 2008; 14: 73-86

117. Pandis N, Eliades T, Partowi S, Bourauel C. Avaliação dos momentos gerados durante a correção rotacional simulada com braquetes autoligáveis e convencionais. Angle Orthod .2013

118. Damon DH. A fundamentação, evolução e aplicação clínica do braquete autoligado. Clin Orthod Res 1998; 1: 52-61

119. Miles PG, Weyant RJ, Rustveld L. Um ensaio clínico de Damon 2 versus brackets gémeos convencionais durante o alinhamento inicial. Angle Orthod 2006; 76: 480- 485

120. Pringle AM, Petrie A, Cunningham SJ, McKnight M. Um ensaio clínico prospetivo randomizado para comparar os níveis de dor associados a dois sistemas de braquetes fixos ortodônticos. Am J Orthod Dentofac Orthop 2008 .

121. Scott P, Sherriff M, DiBiase AT, Cobourne MT. Perceção de desconforto durante o alinhamento ortodôntico inicial dos dentes usando um sistema de braquetes autoligáveis ou convencionais: um ensaio clínico randomizado. Eur J Orthod 2008;

122. Monacell J. Arco Monacell 0.022″ × 0.018″ fio BioForce para a ranhura .022″ Sistema R. Orthoworld 2005; 3: 10

123. Damon DH, Bagden A. Binários selectivos. Orange CA: Ormco Corporation. 2006 .

124. Weinberger GL. Um protocolo de tratamento optimizado (OTP) para o sistema de aparelhos autoligáveis SmartClip e Clarity SL: um guia de utilização. Monrovia CA: 3M Unitek Orthodontic Products. 2006 (citado em 11 de novembro de 2007).

125. Allen-Noble PS. Gestão clínica do MARA. Sturtevant WI: Allesee Orthodontic Appliances fevereiro de 2002 (citado em 11 de novembro de 2007). Disponível em: http://www.johnsdental.com/pdfi les/orthopdfs/ mara2002.pdf

126. Andrews LF. O aparelho de fio reto. Br J Orthod 1979: 6; 125-143

127. Oliveira RJ. Tratamento ortodôntico de caninos maxilares impactados palatalmente. Aust Orthod J 2002; 18: 64-70

128. Badawi H. Comunicação pessoal, 2008

129. Pandis N, Eliades T, Partowi S, Bourael C. Forças exercidas por brackets convencionais e autoligáveis durante correcções simuladas de primeira e segunda ordem Am J Orthod Dentofac Orthop 2008; 133: 738-742

130. Drescher D, Bourauel C, Their M. Aplicação do sistema de medição e simulação ortodôntica (OMSS) em ortodontia. Eur J Orthod 1991; 13: 169-178

131. Badawi HM, Toogood RW, Carey JPR, Heo G, Major PW. Expressão de torque de braquetes autoligáveis. Am J Orthod Dentofac Orthop 2008; 133: 721-728

132. Cash AC, Good SA, Curtis RV, McDonald F. An evaluation of slot size in orthodontic brackets - are standards as expected? Angle Orthod 2004; 74: 450-453

133. Pandis N, Strigou S, Eliades T. Torque dos incisivos superiores com braquetes convencionais e autoligáveis: um ensaio clínico prospetivo. Orthod Craniofac Res 2006; 9: 193-198

134. Shellhart WC, Moawad MI, Paterson RL, Matheny J. Adaptação dos lábios à expansão simulada da arcada dentária. Parte 1: Fiabilidade e precisão de dois mecanismos de medição da pressão labial. Angle Orthod 1966; 66; 249-254

135. Soo ND, Moore RN. Uma técnica para medir as pressões labiais intra-orais com a terapia de protecções labiais. Am J Orthod Dentofac Orthop 1991; 99: 409- 417

136. Badawi H. Medição 3D de sistemas de força ortodôntica usando o simulador ortodôntico. Apresentação de Resumo de Pesquisa Oral 2008; 108ª Sessão Anual da Associação Americana de Ortodontistas

137. Liker J. O coração do Sistema Toyota de Produção. In: O Método Toyota. New York: McGraw-Hill, 2004; 27-34

138. McNally MR, Spary DJ, Rock WP. Um estudo controlado randomizado comparando o quadhelix e o arco de expansão para a correção da mordida cruzada. J Orthod 2005; 32: 29-35 36. Mikulencak DM. Uma comparação da largura do arco maxilar e das alterações da inclinação dos molares entre a expansão rápida da maxila e o aparelho fixo versus o sistema Damon. Am J Orthod Dentofac Orthop 2007; 132: 562

139. Justus R. Correção da abertura anterior com esporas: estabilidade a longo prazo. Apresentação da Educação Online da Associação Americana de Ortodontistas da 104ª Sessão Anual da AAO 2004.

140. Huang GJ, Justus R, Kennedy DB, Kokich VG. Estabilidade da mordida aberta anterior tratada com terapia de berço. Angle Orthod 1990: 60; 17-24.

141. Cozza P, Bacetti T, Franchi L, Mucedero M. Comparação de 2 protocolos de tratamento precoce para más oclusões de mordida aberta. Am J Orthod Dentofac Orthop 2007: 132; 743-747 .

142. Kim YH. Mordida aberta anterior e seu tratamento com fio multiloop edgewise. Angle Orthod 1987; 57: 290-321

143. Little R. Estratégias de retenção baseadas nos estudos da Universidade de Washington. Apresentação de Educação Online da Associação Americana de Ortodontistas da 104ª Sessão Anual da AAO 2004.

144. Rogers MB, Andrews LJ II. Uma técnica fiável para a colagem de um retentor 3 × 3. Am J Orthod Dentofac Orthop 2004: 126; 231-233.

145. Vartolomei AC, Serbanoiu DC, Ghiga DV, Moldovan M, Cuc S, Pollmann MC, Pacurar M. Avaliação comparativa do atrito cinético de dois sistemas de braquetes: Convencional e autoligado. Materiais. 2022 Jun 17;15(12):4304.

146. Stefanos S, Secchi AG, Coby G, Tanna N, Mante FK. Atrito entre vários braquetes autoligáveis e pares de fios durante a mecânica de deslizamento. Revista americana de ortodontia e ortopedia dentofacial. 2010 Oct 1;138(4):463-7.

147. Rinchuse DJ, Miles PG. Braquetes autoligáveis: presente e futuro. American Journal of Orthodontics and Dentofacial Orthopedics (Jornal Americano de Ortodontia e Ortopedia Facial). 2007 Aug 1;132(2):216-22.

148. Bajracharya M, Gorkhali RS, Khanal A, Shrestha N, Parajuli U. Alterações nos parâmetros periodontais com o uso de braquetes convencionais e braquetes autoligáveis. Jornal Ortodôntico do Nepal. 2019 Dec 31;9(2):6-12.

149. Redi L, Lanteri V, Marchio V, Redi F, Carli E, Derchi G. Resistência das ligações de cisalhamento de suportes autoligáveis: UM ESTUDO IN-VITRO. Revista Internacional de Odontologia Clínica. 2022;15(2):393-404.

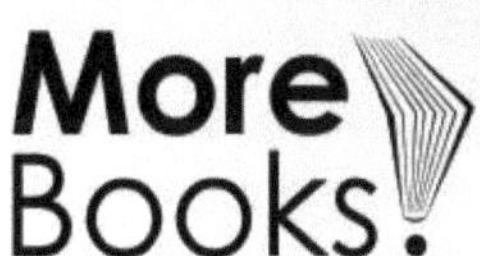

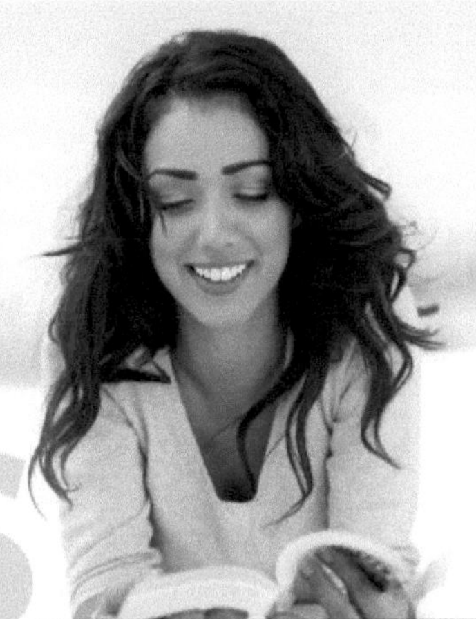

yes

I **want** morebooks!

Buy your books fast and straightforward online - at one of world's fastest growing online book stores! Environmentally sound due to Print-on-Demand technologies.

Buy your books online at
www.morebooks.shop

Compre os seus livros mais rápido e diretamente na internet, em uma das livrarias on-line com o maior crescimento no mundo! Produção que protege o meio ambiente através das tecnologias de impressão sob demanda.

Compre os seus livros on-line em
www.morebooks.shop

info@omniscriptum.com
www.omniscriptum.com

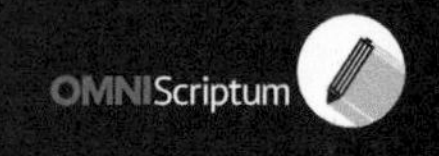

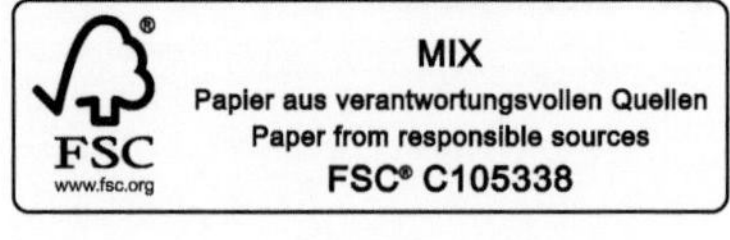

Printed by Books on Demand GmbH, Norderstedt / Germany